实用中西药精粹

主编 马 刚 等

吉林科学技术出版社

图书在版编目（C I P）数据

实用中西药精粹 / 马刚等主编. -- 长春 : 吉林科学技术出版社, 2022.8

ISBN 978-7-5578-9509-9

Ⅰ. ①实… Ⅱ. ①马… Ⅲ. ①药物-基本知识 Ⅳ. ①R97

中国版本图书馆 CIP 数据核字(2022)第 112453 号

实用中西药精粹

主　　编　马　刚等
出 版 人　宛　霞
责任编辑　赵　兵
封面设计　猎英图书
制　　版　猎英图书
幅面尺寸　185mm×260mm
开　　本　16
字　　数　167 千字
印　　张　6.75
印　　数　1-1500 册
版　　次　2022年8月第1版
印　　次　2022年8月第1次印刷

出　　版　吉林科学技术出版社
发　　行　吉林科学技术出版社
地　　址　长春市南关区福祉大路5788号出版大厦A座
邮　　编　130118
发行部电话/传真　0431-81629529　81629530　81629531
81629532　81629533　81629534
储运部电话　0431-86059116
编辑部电话　0431-81629510
印　　刷　廊坊市印艺阁数字科技有限公司

书　　号　ISBN 978-7-5578-9509-9
定　　价　48.00 元

前 言

随着医疗体制改革的不断深入，临床药学的传统观念和工作模式正发生着深刻的历史变革，已由过去简单的保障药品供应型向以患者为中心的药学技术服务型转变。药师参与临床合理用药，与医护人员一起优化治疗方案，已成为医院药学未来的发展趋势。药学专业人才培养中需要多学科交叉，实验操作能力、知识的应用及实践能力是其突出特点，极大地推动了临床药学的发展；新药物及新制剂的不断上市，也极大丰富了临床药学的内容。为了顺应时代变化，更好指导医疗、药学等方面的实际工作，进一步满足医药工作者的实际临床需求，倾力编写了本书。

目录

第一章　解表药及其调剂

凡以发散表邪、解除表证为主要作用的药物，称解表药，又叫发表药。

（一）解表药的分类及应用

本类药物辛散轻扬，主入肺、膀胱经，善行肌表，有促进肌体发汗，使表邪由汗出而解的作用，从而达到治愈表证、防止疾病传变的目的。

解表药除主要具有发汗解表作用外，部分药尚兼有利尿消肿、止咳平喘、透疹、止痛、消疮等作用。主要用于治疗恶寒、发热、头痛、身痛、无汗或有汗不畅、脉浮之外感表证。部分解表药尚可用于水肿、咳喘、麻疹、风疹、风湿痹痛、疮疡初起而兼有表证者。根据性味和应用不同，可分为辛温解表药（发散风寒药）和辛凉解表药（发散风热药）。分别适用于风寒表证和风热表证。

使用解表药必须根据四时气候变化及患者体质不同而恰当选择、配伍用药。根据冬、春、夏、秋季节气候的不同，相应选择长于发散风寒或风热的药物以及祛暑、化湿、润燥的药物配伍使用。若虚人外感，正虚邪实，难以祛散表邪者，又应根据体质不同，同时与补气、助阳、滋阴、养血等补养药配伍应用，以扶正祛邪。温病初起，邪在卫分，除选用发散风热药物外，还应同时配伍清热解毒药。

解表药的药理作用一般可概括为发汗、解热、镇痛、抑菌、抗病毒及祛痰、镇咳平喘、利尿等方面。部分药物还有降压及改善心脑血液循环的作用。

（二）调剂解表药的注意事项

①本类药品中细辛反藜芦，属配伍禁忌。辛夷有茸毛，应包煎。②此类药入汤剂不宜久煎。因多为芳香辛散之品，久煎易使有效成分挥发而减低药效。服药时，不能发汗太过。③表虚自汗、阴虚盗汗以及疮疡日久、淋证、失血者，虽有表证，也应慎用。

第一节　辛温解表药

一、麻黄

（1）处方用名：麻黄、净麻黄、生麻黄、西麻黄、川麻黄、炙麻黄、蜜炙麻黄、水炙麻黄、麻黄绒、麻绒、炙麻绒、蜜炙麻黄绒。

（2）别名：麻青根、龙沙、卑盐、麻王、毛黄、崖黄、恰硕达（维吾尔族）。

（3）药物基原：为麻黄科植物草麻黄、木贼麻黄和中麻黄的干燥草质茎。

（4）饮片特征：①麻黄。可见“寸段”或“咀段”，直径为 0.1～0.3cm；外表面淡绿色至黄绿色，有细纵脊线，手摸之有粗糙感，切面木部黄白色，髓部棕红色；质韧，气微，味涩、微苦。②蜜炙麻黄。表面呈黄色至深黄绿色，略滋润，有蜜糖香气，味稍甜；以草质茎粗壮、内心充实、外色淡绿、髓心棕红、味苦涩者为佳。

（5）性味归经：辛、微苦，温。归肺、膀胱经。

（6）主要功用：发汗解表，宣肺平喘，利水消肿。①用于风寒感冒：主治外感风寒，恶寒无汗，发热头痛的风寒表实证。常与桂枝相须配伍，如麻黄汤。②用于各种咳嗽气喘：可根据病情分别配伍使用。如三拗汤、麻杏石甘汤、华盖散、小青龙汤、定喘汤等。③用于风水浮肿：主治风邪袭表，肺失宣降的水肿、小便不利兼有表证的风水证。可配伍发汗利水药，如越婢汤。此外，取麻黄散寒通滞作用，用治风寒痹证，阴疽，痰核。可根据具体情况配伍使用。

（7）用法用量：煎服，2～9g。

（8）调剂须知：①审方调配时应分清是用于发汗还是止汗，发汗才用麻黄，止汗用麻黄根；饮片中有时残留少量麻黄根，因功效相反，应注意拣去。②麻黄生用发汗解表；炙用则发汗力减弱，偏于止咳平喘；制绒后作用缓和（制绒方法是置麻黄于碾船或冲钵中，反复碾捣，至成绒毛状），适用于小儿、老人及体虚之人；调剂时应弄清临床诊断和患者年龄、体质等情况，必要时和医生沟通，选用合适的炮制品。③古方中常有麻黄“去节”的要求，现代研究发现其节与节间所含成分差异不大，加之节所占比例甚小，故一般不再强调“去节”用。④麻黄含麻黄碱，有升压作用，与降压药产生药理作用的拮抗，服用后可能影响血压。麻黄碱还能兴奋中枢神经，拮抗镇静催眠药的中枢抑制作用；麻黄与氨茶碱两者都有平喘作用，但同用并不比单用疗效好，反而使毒性增强，并加重中枢神经及心血管的负担，出现头痛、头昏、恶心呕吐、心动过速等症状；故应避免同时使用。⑤本品发散力强，凡表虚自汗、阴虚盗汗及虚喘者忌用；高血压、失眠、烦躁易怒者及老人、小儿慎用。⑥常见混淆品有同科植物丽江麻黄、膜果麻黄的茎枝，与正品麻黄的主要区别是：膜果麻黄茎表面棱脊不甚明显，较浅细；丽江麻黄茎枝较粗壮，表面具粗深的纵沟纹。

二、桂枝

（1）处方用名：桂枝、桂枝段、嫩桂枝、桂枝尖、桂枝片、桂枝梢、广桂枝、川桂枝、桂尖、桂枝木、炒桂枝、炙桂枝。

（2）别名：柳桂、桂咀。

（3）药物基原：为樟科植物肉桂的干燥嫩枝。

（4）饮片特征：切厚片或不规则的段，直径为0.3～1cm。皮部红棕色，有的表面可见点状皮孔或纵棱线，木部黄白色或浅黄棕色，髓部类圆形或略呈方形。有特异香气，味甜、微辛。以枝条细嫩、均匀、色棕红、香气浓者为佳。枝条直径超过1cm者，质次，不宜作桂枝入药。

（5）性味归经：辛、甘，温。归心、肺、膀胱经。

（6）主要功用：发汗解肌，温通经脉，助阳化气，平冲降气。①用于风寒感冒。主治外感风寒，表虚汗出而表证不解，常与白芍等同用，如桂枝汤；也可用于风寒表实证，恶寒无汗者，配伍麻黄、杏仁等，如麻黄汤。②用于寒凝血滞所致的痛证，如脘腹冷痛，血寒经闭，关节痹痛。本品有温经通脉，散寒止痛之效。可根据具体情况加以配伍。如小建中汤、桂枝加芍药汤、桂枝茯苓丸、黄芪桂枝五物汤等。③适用于脾肾阳虚、阳不化气、水湿内停引起的痰饮眩悸、水肿胀满、小便不利等。配伍健脾利湿药，方如苓桂术甘汤，用于痰饮眩晕；与利水渗湿药配伍，如五苓散，用于蓄水证；心悸、奔豚常用的方剂如枳实薤白桂枝汤、炙甘草汤、桂枝加桂汤等。

（7）用法用量：煎服，3～9g。

（8）调剂须知：①应告知患者用于发汗时，一般要温服，并宜食热粥以助药力。②本品辛温助热，容易伤阴动血，凡外感热病、阴虚火旺、血热妄行等证，均当忌用。孕妇及月经过多者慎用。

三、紫苏

（1）处方用名：紫苏、紫苏叶、苏叶、干苏叶、带叶苏梗、嫩苏叶、全紫苏。

（2）别名：鸡苏、朗略奶（苗族）、锐伦清（苗族）、闹亚（侗族）、艾夷邯（水族）、你俄兰（傈僳族）。

（3）药物基原：为唇形科植物紫苏的干燥叶（或带嫩枝）。

（4）饮片特征：切短段，茎方柱形，直径为 0.5～1.5cm。外表面紫棕色，具稀疏柔毛。切面淡黄色，中央有白色髓部。叶占大部分，多皱缩或破碎，紫色，展平后可见边缘有锯齿，两面均有毛。气微香，味辛、微苦。以叶多、枝嫩、色紫、有香气者为佳。

（5）性味归经：辛，温。归肺、脾经。

（6）主要功用：解表散寒，行气和胃。①用于风寒感冒，常配伍发散风寒药；用于风寒犯肺，咳嗽痰多，多配伍止咳平喘药，如杏苏散。外感风寒，内兼气滞者用之更良。②用于脾胃气滞，胸闷呕吐。如行气宽中、止呕，可配入藿香正气散；理气安胎，可与砂仁等配伍用。此外，用于鱼蟹中毒，腹痛吐泻，可单用或配入复方用。

（7）用法用量：煎服，5～9g。

（8）附药：紫苏梗，又名苏梗、老苏梗、紫苏兜、苏兜、嫩苏梗。为紫苏的茎。性味辛、甘，微温。归肺、脾、胃经。功能理气宽中，止痛、安胎。适用于胸膈痞闷，胃脘疼痛，嗳气呕吐及胎动不安等症。

（9）调剂须知：①紫苏的叶片名紫苏叶，茎名紫苏梗，带叶的名紫苏，成熟果实名紫苏子。紫苏叶偏于发散风寒，紫苏梗偏于行气宽中、安胎，紫苏兼有紫苏叶、紫苏梗两者的功用，紫苏子偏于降气化痰、止咳平喘、润肠通便。在调剂时，应根据具体情况配付，如解表散寒、止呕时配付紫苏叶；行气消胀时配付紫苏梗；处方上写全紫苏时配付紫苏叶、紫苏梗；写苏子叶则配付紫苏子和紫苏叶；写苏梗叶配付紫苏梗和紫苏叶。②本品气味芳香，不宜久煎，入汤剂需另包后下。③本品有升高血糖作用，故糖尿病患者慎用。④同属植物白苏与本品外形相似，唯颜色不呈紫色，应注意鉴别。

四、生姜

（1）处方用名：生姜、生姜片、鲜生姜、鲜姜、煨生姜、煨姜。

（2）别名：火姜、肉姜、超柯（基诺族）。

（3）药物基原：为姜科植物姜的新鲜根茎。

（4）饮片特征：呈不规则形块状，略扁，具指状分枝，长为 4～12cm，直径为 1～2.5cm。外表皮灰黄色，可见明显的环节，具纵皱纹及纵沟纹。分枝顶端有茎痕或芽。切面淡黄色，散有众多筋脉小点。质脆，易折断。气香特异，味辛辣。以块大、肥满、切面鲜黄、味辛辣、无朽烂者为佳。

（5）性味归经：辛，微温。归肺、脾、胃经。

（6）主要功用：解表散寒，温中止呕，化痰止咳。①用于风寒感冒。因发汗解表作用较弱，在方中多用为佐使药。民间常单煎加红糖服用，治疗风寒感冒轻证。或与大枣配伍，在解表剂中以调和营卫。②用于胃寒呕吐。并有“呕家圣药”之称。为增强止呕的作用，常将某些止呕药用姜汁炙用。③用于寒痰咳嗽。常与发散风寒止咳药配伍用。此外，生姜能解半夏、天南星及鱼蟹毒。

（7）用法用量：煎服，3～9g，或捣汁服。

（8）附药：①生姜皮，又名姜衣、生姜衣。为生姜根茎削下的外皮。性味辛，凉。功能和脾行水消肿，主要用于水肿，小便不利。煎服，3～9g。②生姜汁，用生姜捣汁入药。功同生姜，但偏于化痰止呕，便于临床应急服用。如遇南星、半夏中毒的喉舌麻木肿痛，或呕逆不止、难以下食者，可取汁冲服，易于入喉；也可配竹沥，喂服或鼻饲给药，治中风痰热神昏者。用量 3～10 滴，冲服。亦作为炮制药物的辅料。

（9）调剂须知：①有的医生常将生姜剂量写成 3 片、5 片，一般的处理方法是取比较肥厚的生姜块茎，斜切成 1～2mm 的生姜片配付。②由于生姜在干燥的药包中容易发霉变质，如果药剂数量偏多（3 剂以上）的话，多要求患者自备生姜，煎药前加入，以免污染其他药物，此时要注意的是告知患者生姜的片形大小要求，以保证疗效。③煨姜主要用于温中止呕，一般临时制备。没有条件时可采用简便制备法制备：将生姜洗净，用湿纸包裹，放入微波炉中至热透即可。④生姜应埋在阴凉角落的沙堆中保鲜，随用随取，稍有变质即不能使用。⑤生姜干燥即为干姜，虽然来源于同一植物，但其性味不完全相同，生姜祛寒走表，而干姜入里温中。因此两者不能代用。⑥本品辛温助火，热邪内盛及阴虚火旺者忌用。失血及月经过多者忌用。高血压患者也不宜多用。

五、荆芥

（1）处方用名：荆芥、香荆芥、全荆芥、荆芥炭、黑荆芥、黑芥、芥炭、炒荆芥、荆芥穗炭、芥穗炭、黑芥穗、荆芥穗、芥穗。

（2）别名：荆芥尾、芥尾、香芥、细荆芥、细芥、郑芥、线荆芥、线芥、姜芥、稳齿菜、假苏、鼠实、今芥、京芥、四棱杆蒿、雀痞（傈僳族）。

（3）药物基原：为唇形科植物荆芥的干燥地上部分。花穗部分入药称荆芥穗。

（4）饮片特征：①荆芥，切段，茎呈方柱形，直径为 0.2～0.4cm。表面淡黄绿色或淡紫红色，被短柔毛；叶多破碎，穗状轮伞花序多见。气香，味微涩而辛凉。②荆芥炭，表面棕褐色至棕黑色，内部黄褐色，具焦香气，味微苦。以色淡黄绿、穗长而密、香气浓者为佳。

（5）性味归经：辛，微温。归肺、肝经。

（6）主要功用：解表散风，透疹，炒炭收敛止血。①用于感冒，头痛。本品辛散气香，长于发表散风，且微温不烈，药性和缓，表寒表热皆可用之。外感风寒配伍发散风寒药，方如荆防败毒散；外感风热与发散风热药同用，方如银翘散。②用于麻疹不透、风疹瘙痒。如透疹汤、消风散。③用于疮疡初起兼有表证。可根据具体情况加以配伍。④用于便血、崩漏、产后血晕，多炒炭入药并配伍其他止血药，如槐花散。

（7）用法用量：煎服，5～10g。

（8）调剂须知：①荆芥常与防风相须配伍，处方上有时写为荆防，调剂时不要将其视为一种药。②发表、散风、透疹、消疮宜配付生品，止血、止带下应配付荆芥炭。③当药房同时拥有荆芥和荆芥穗时，外感病配付荆芥穗，祛风解毒配付荆芥。④本品气味芳香，入汤剂不宜久煎。如果不是解表的方剂，调剂时应另包，嘱患者煎药时后下。⑤本品伤阴助火，故表虚自汗、阴虚内热者忌用。与鱼虾同服可致过敏，应注意出现皮下瘀血、恶心吐泻、口唇青紫等现象。

六、防风

（1）处方用名：防风、关防风、防风炭、炒防风、北防风、东防风、口防风。

（2）别名：屏风、屏防、青防风、北丰、北风、苏风、旁风、风肉、防丰、油风、通风、纸糊窗、铜芸、茴芸、茴草、回辛、回草、百枝。

（3）药物基原：为伞形科植物防风的干燥根。

（4）饮片特征：多切短段，直径为0.5～2cm。外表面灰棕色，具纵皱纹，根头部可见密集的环纹和残存的纤维状叶柄残基。切面皮部浅棕色，有裂隙，木部浅黄色。体轻，质松。气香特异，味微甘。以根条粗壮、断面皮部浅棕色、木部浅黄色、香气浓者为佳。

（5）性味归经：辛、甘，温。归膀胱、肝、脾经。

（6）主要功用：祛风解表，胜湿，止痉。①用于感冒头痛，风疹瘙痒。常与荆芥相须配伍，如荆防败毒散；风热头痛则配伍发散风热药；风疹瘙痒则与散风止痒药同用，如消风散。②风湿痹证，关节疼痛，四肢挛急。配伍祛风湿药。③破伤风角弓反张、抽搐痉挛。常配伍祛风止惊药，如玉真散。本品炒用，还可用于肝郁侮脾之腹痛泄泻，如痛泻要方。又可止血，用治肠风下血。

（7）用法用量：煎服，4.5～9g。

（8）调剂须知：①防风常与荆芥相须配伍，处方上有时写为荆防，调剂时不能将其视为一种药，应分别配付。②本品止泻时配付炒防风，止肠风下血配付防风炭。其余配付生品。③乌头、附子及芫花、野菌中毒，可以防风解之。④常见混伪品有水防风、岩防风、沙茴香、松叶防风、云防风、狗英子等。与正品防风的主要区别：一是质地较松泡，有的外皮“脱皮”；二是断面皮部不显棕黄色，少裂隙；三是气味特异，不具防风的特有香气。⑤防风质松而润，祛风之力较强，为“风药之润剂”“治风之通用药”。但阴虚火旺，血虚发痉者慎用。

七、香薷

（1）处方用名：香薷、陈香薷、香薷穗、细香薷、江香薷、西香薷、石香薷。

（2）别名：香茹、香茸、香茸茸、香于、香芋草、细叶香、蜜蜂草、半边苏、石苏、蚊子草、石艾、独行千里、细叶七星剑、疾尔色尔布（藏族）、节胜者莫（傈僳族）。

（3）药物基原：为唇形科植物石香薷或江香薷的干燥地上部分。前者习称“青香薷”，后者习称“江香薷”。

（4）饮片特征：切段，全体被白色柔毛。茎方柱形，直径为 1～2mm。外表面黄绿色、淡黄色或紫红色，叶少，多皱缩或破碎。气香特异，味凉、微辛。以枝嫩、穗多、香气浓郁者为佳。

（5）性味归经：辛，微温。归肺、胃经。

（6）主要功用：发汗解表，和中利湿。①用于阴暑证。常用治夏月乘凉饮冷，外感风寒、内伤暑湿之恶寒发热、头痛无汗、腹痛吐泻的阴暑证，素有“夏月麻黄”之称。常配伍厚朴、白扁豆等，如香薷散。②用于水肿脚气，小便不利。其治水肿，偏于发越阳气，和中化湿以利水消肿，多用治脾虚湿盛之水肿。可单用或配伍白术，如薷术丸。

（7）用法用量：煎服，3～9g。

（8）调剂须知：①香薷常用于夏季感冒、中暑和风水肿，但表虚有汗及阳暑证当忌用。②本品用于发表时，不宜久煎，并应热服；利水退肿则需浓煎，凉服。前人称为“热服能发散暑邪，冷饮则解热利小便。”③香薷热服易致呕吐，多佐杏仁、黄连、黄芩等苦降之品可免，药汁稍放凉后服用也可减轻症状。

八、羌活

（1）处方用名：羌活、西羌活、西羌、川羌活、川羌、蚕羌、条羌、竹节羌、节羌、大头羌。

（2）别名：羌青、羌滑、护羌使者、黑药、退风使者。

（3）药物基原：为伞形科植物羌活及宽叶羌活的干燥根茎及根。

（4）饮片特征：切厚片，直径为 0.6～3cm。外表皮棕褐色或黑褐色，有的可见紧密隆起的横纹。切面皮部黄棕色至暗棕色，具裂隙及朱砂点。木部黄白色，有的具髓。气香，味微苦而辛。以粗壮、外皮棕褐色、断面朱砂点多、香气浓郁者为佳。

（5）性味归经：辛、苦，温。归膀胱、肾经。

（6）主要功用：散寒，祛风，除湿，止痛。①用于风寒感冒，头痛身痛，恶寒发热、肌表无汗、项强等。常与防风等配伍，如九味羌活汤、败毒散、川芎茶调散等。②用于风湿痹痛，肩臂肢节疼痛。常与祛风湿药物配伍使用。

（7）用法用量：煎服，3～9g。

（8）调剂须知：①本品常与独活相须配伍，但羌活善治上半身风湿和风寒头痛；独活善治下半身风湿和少阴伏风头痛。处方上有时写为“二活”或“羌独活”，调剂时注意审查。②本品气味浓烈，用量过多，易致呕吐，脾胃虚弱者不宜服。血虚痹痛，阴虚头痛慎用。③本品容易生虫，即使在药斗中，也应经常检查，发现问题要及时处理。④常见混淆品有同科植物龙头羌、蛇头羌、新疆羌活等，与羌活的主要区别：切面皮部类白色，木部淡黄色，“朱砂”油点不明显，香气特异，味微甜而辛。

九、白芷

（1）处方用名：白芷、杭白芷、川白芷、香白芷、会白芷、禹白芷、祁白芷。

（2）别名：芳香、苻蓠、泽芬、香大活。

（3）药物基原：为伞形科植物白芷或杭白的干燥根。

（4）饮片特征：切类圆形、类方形或不规则形片，直径为 0.6～2.5cm。切面类白色，粉性，皮部散有众多淡棕色油点，形成层类圆形（白芷）或类方形（杭白芷），棕色或淡棕色。气芳香，味辛、微苦。以粗壮、体实、外皮细、内色白、粉性足、香气浓郁者为佳。

（5）性味归经：辛，温。归胃、大肠、肺经。

（6）主要功用：散风除湿，通窍止痛，消肿排脓。①用于外感风寒，头痛、鼻塞。常与防风、羌活等解表散寒止痛药配伍应用，如九味羌活汤。②用于阳明头痛，齿痛，鼻渊，眉棱骨疼痛。可单用或配伍荆芥、防风等用，如川芎茶调散。治风湿痹痛，与羌活、防风等祛风散寒药配伍。③用于燥湿止带，寒湿者配伍温经健脾、收敛止带药；湿热者配伍清热燥湿药。④用于疮疡肿痛。可与清热解毒、散结消痈药配伍，如仙方活命饮。此外，本品尚可用于治疗皮肤风湿瘙痒及毒蛇咬伤。

（7）用法用量：煎服，3～9g。外用适量。

（8）调剂须知：①本品能解表、除湿、通窍、排脓、止痛，但痈疽脓已排后不宜继续使用。②阴虚血热者不宜服用。③本品容易生虫，应经常检查，发现问题及时处理。④另有混淆品香白芷（非正品白芷别名）、岩白芷等的根，与白芷的主要区别：质较硬，粉性差，香气特异，味苦辣（香白芷）或味淡而后微甜（岩白芷），应注意鉴别。

十、细辛

（1）处方用名：细辛、北细辛、辽细辛、华细辛、炙细辛。

（2）别名：少辛、独叶草、小辛、细草、细身、大药、玉香丝、独叶菜、金盆草、山人参、四两麻（土家族）。

（3）药物基原：为马兜铃科植物北细辛、汉城细辛的干燥根及根茎。

（4）饮片特征：切短段，根细长圆柱形，直径为 0.1cm 左右。外表面灰黄色至灰棕色，质脆，易折断，断面黄白色或白色。气辛香，味辛辣、麻舌。以根多细长、味辛辣而麻舌者为佳。

（5）性味归经：辛，温。归心、肺、肾经。

（6）主要功用：祛风散寒，通窍止痛，温肺化饮。①用于风寒感冒，阳虚外感。可配伍羌活、防风等，如九味羌活汤；阳虚外感，则配伍麻黄、附子，方如麻黄附子细辛汤。②用于头痛，鼻渊，牙痛，风湿痹痛。可分别配伍白芷、苍耳等。③用于寒痰停饮，气逆喘咳。常配伍干姜等，如小青龙汤；苓甘五味姜辛汤。此外，本品辛温行散，芳香透达，吹鼻取嚏，有通关开窍醒神之功。

（7）用法用量：煎服，1～3g；入丸、散剂，用 0.5～1g。外用适量。

（8）调剂须知：①本品反藜芦，不宜与之同用。②用量不宜过大，古时有细辛不过钱（3g）的记载。但也有资料表明，久煎后，挥发油丢失较多，量可适当增加至 4～6g。如剂量过大，需要与医生协商处理。③阴虚阳亢头痛及肺燥伤阴干咳者忌用。④以前细辛的入药部位是全草，但因其地上部分中含有微量的马兜铃酸，具有肾毒性，在《中华人民共和国药典》（以下简称《药典》）中，已经修改为根及根茎入药。⑤常见混淆品有同科植物杜衡、马蹄香、蜘蛛香、圆叶细辛、广西细辛等，与细辛的主要区别是辛辣麻舌感较弱或无。

十一、藁本

（1）处方用名：藁本、川藁本、香藁本、净藁本。

（2）别名：西芎、野芹菜、鬼卿、地新、蔚香、微茎、藁板、山芎、算子西芎、算西芎、算芎、算兄、锐猛摆（苗族）。

（3）药物基原：为伞形科植物藁本或辽藁本的干燥根茎及根。

（4）饮片特征：切不规则厚片，直径为 1～2cm。边缘多有明显的凹陷与缺刻。切面黄白色，散有棕色油点，具裂隙及不规则纹理，有的可见髓部。质较松，气浓香特异，味辛、苦、微麻。以粗壮、质坚、香气浓郁者为佳。

（5）性味归经：辛，温。归膀胱经。

（6）主要功用：祛风，散寒，除湿，止痛。①用于风寒感冒，巅顶头痛。常与羌活、川芎等配伍。②用于风湿肢节痹痛。可配伍羌活、独活等，如羌活胜湿汤。此外，寒滞肝脉脘腹疼痛，亦可选用。

（7）用法用量：煎服，3～9g。

（8）调剂须知：①藁本和川芎属同科属植物，在性状上有类似之处，所以有人将小个的川芎当作藁本用，但其气味不完全相同，要注意鉴别。②本品擅治头痛，但血虚头痛忌服。③常见混淆品有同科植物新疆藁本、黑藁本、水藁本等的根及根茎。与正品的主要区别：新疆藁本表面棕黑色而粗长；水藁本根茎呈团块状；黑藁本较细小，表面深棕褐色。均较正品香气弱、气浊，味甘而麻舌。

十二、苍耳子

（1）处方用名：苍耳子、苍耳仁、苍耳实、苍耳、炒苍耳。

（2）别名：牛虱子、苍棵子、道人头、常思、敞子、羊带归、胡寝子、苍郎种、棉螳螂、苍子、胡苍子、饿虱子、苍耳蒺藜、牙西温（傣族）、不芋英（德昂族）、邦团（侗族）、野茄子（土家族）、独供（水族）、他他能（傈僳族）。

（3）药物基原：为菊科植物苍耳的干燥成熟带总苞的果实。

（4）饮片特征：呈椭圆形或纺锤形，长为 1～1.5cm，直径为 0.4～0.7cm。外表面黄棕色至黄绿色，可见密被的刺痕，有的具焦斑。质坚硬。内有瘦果 2 枚，略呈纺锤形，果皮薄，灰黑色。种皮膜质，浅灰色，子叶富油性。具焦香气，味微苦。以果实完整、外表黄绿、去净硬刺、无变色者为佳。

（5）性味归经：辛、苦，温，有毒。归肺经。

（6）主要功用：散风除湿，通鼻窍。①用于风寒头痛、鼻渊流涕。常见鼻病皆可以其单用或复方配伍。②用于风湿痹证，四肢拘挛。常与其他药物配伍使用。亦可与地肤子、白鲜皮、白蒺藜等药同用，治风疹瘙痒。或以本品研末，用大风子油为丸，治疥癣麻风。

（7）用法用量：煎服，3～9g。或入丸剂。

（8）附药：苍耳草，为苍耳的茎叶。性味苦、辛，微寒；有小毒。功能祛风，清热，解毒。用于风湿痹痛，四肢拘急等症。调和作羹可用于麻风、疔毒、皮肤瘙痒。但本品有毒，内服不宜过量，亦不能持续服用。用量为 6～15g，水煎或熬膏或入丸、散，外用适量。虚证不宜用。

（9）调剂须知：①苍耳子有毒，炒用可减低毒性，故需炒后入药，但过量服用亦易致中毒。中毒症状多在一两日以后出现，轻者恶心、呕吐、腹泻、腹痛、烦躁、乏力，重者黄疸、昏迷、抽搐，甚至死亡。可用甘草绿豆汤或板蓝根煎汤解毒。②常见混淆品有菊科植物东北苍耳子的带总苞的果实。与正品的主要区别：个较大，钩刺较长，顶端两枚刺多分离生长。

十三、辛夷

（1）处方用名：辛夷、木笔花、木笔、辛夷花。

（2）别名：辛夷桃、迎春花、迎春、春花、会春花、展花、展花心、侯桃、房木、新雉、玉堂春、木莲花、姜朴花。

（3）药物基原：为木兰科植物望春花、玉兰或武当玉兰的干燥花蕾。

（4）饮片特征：呈长卵形，似毛笔头，长为 2～3cm，直径为 1～1.5cm。基部可见花梗残留，梗上有皮孔。苞片数层，外表面密被灰白色或灰黄绿色茸毛，具光泽，内表面紫棕色至深棕色，中央有紫棕色的花被片。质坚脆。气香特异，味辛、微苦。以花蕾均匀完整、内瓣紧密、茸毛黄绿、花梗短、香气浓郁者为佳。一般认为望春花品质好。

（5）性味归经：辛、温。归肺、胃经。

（6）主要功用：散风寒，通鼻窍。①用于外感风寒，头痛鼻塞。②用于鼻渊头痛，鼻塞，鼻流浊涕。为鼻渊头痛要药。常与苍耳子相须配伍。

（7）用法用量：煎服，3～9g。外用适量。

（8）调剂须知：①本品有毛，入内服汤剂时会刺激咽喉引起咳嗽，故宜用纱布包煎。②本品擅治风寒、鼻渊头痛，但阴虚火旺者忌服。③本品有兴奋子宫作用，孕妇忌用。④常见混淆品有同科植物凹叶木兰、黄心夜合的花蕾。与正品的主要区别：凹叶木兰花毛笔头部较短，外层苞片茸毛易脱落，花梗上亦多被黄色茸毛。黄心夜合花蕾呈椭圆形，苞片茸毛红棕色，内表面棕色或黄绿色。

十四、葱白

（1）处方用名：葱白、葱白头、葱茎白。

（2）别名：分葱、香葱、冲白、芤、姑拖（基诺族）。

（3）药物基原：为百合科植物葱近根部的鳞茎。

（4）饮片特征：①分葱，鳞茎呈圆柱形，常数颗簇生，先端稍大，长短不一，直径为 0.3～1cm。白色，表面光滑，具白色纵纹，上端为膜质叶鞘数层，基部有黄白色鳞茎盘，其下着生多数白色的细须根。质嫩，不易折断，断面白色，不平坦，可见数层同心环纹，并有白色黏液渗出。气清香特异，味辛辣。②香葱，鳞茎呈圆锥形或圆柱形，外层鳞片呈浅红色。以新鲜、质嫩、味辛辣者为佳。

（5）性味归经：辛、温。归肺、胃经。

（6）主要功用：发汗解表，散寒通阳。①用于风寒感冒症情较轻者。多配伍其他药物同用。②用于阴盛格阳，下利脉微，阴寒腹痛。多配伍温热药用。此外，葱白外敷有散结通络下乳之功，可治乳汁郁滞不下、乳房胀痛等；亦能解毒散结，用于治疗疮痈疔毒。

（7）用法用量：煎服，3～10g。外用适量。

（8）调剂须知：①本品多用鲜品，且多由患者自备临煎药时加入。药房用煎药机煎煮时，也可加入。②传统用药经验认为，葱与蜜不能同时服用。③平常食用的火葱性能不同，不能作本品入药。

十五、胡荽

（1）处方用名：胡荽、芫荽。

（2）别名：芫荽草、园荽、香荽、香菜、胡菜、莞荽、延荽菜、延席菜、延席、延葛草、满天星。

（3）药物基原：为伞形科植物芫荽的干燥全草。

（4）饮片特征：切短段，茎占多数，圆柱形，直径为 0.1～0.7cm。表面棕黄色，具纵棱线，有的可见分枝。切面黄白色，髓部较大。偶见伞形花序。果实圆球形，直径为 0.3cm。黄棕色，具相间排列的纵棱和波状弯曲的纵棱线。质坚。气香特异，味微涩。以色带青、香气浓厚者为佳。

（5）性味归经：辛、温。归肺、胃经。

（6）主要功用：发表透疹，开胃消食。用于风寒束表，疹发不畅，或疹出而又复隐者，可单用煎汤局部熏洗，或配伍其他解表透疹药同用。此外，本品尚能增进食欲，用于食疗及饮食调味。

（7）用法用量：煎服，3～6g。外用适量，多煎汤熏洗。

（8）调剂须知：①本品一般药房未备，多由患者自备。②胡荽善于透疹，但因热毒壅盛疹出不透者忌服。麻疹已透者忌用。

十六、灯盏细辛

（1）处方用名：灯盏细辛、灯盏花、灯盏菊、灯盏草。

（2）别名：地顶草、东菊、地朝阳、双葵花、灯盏撤（阿昌族）、菠卡冷。

（3）药物基原：为菊科植物短葶飞蓬的干燥全草。

（4）饮片特征：切段。根茎淡褐色至黄褐色，其下着生多数圆柱形细根。茎圆柱形，直径为0.1～0.2cm，表面黄绿色至淡棕色，具细纵棱线，被白色短柔毛，质脆，断面黄白色，中空或有髓。茎生叶互生，披针形，基部抱茎。偶见头状花序。气微香，味微苦。以根多、具香气、干燥无杂质者为佳。

（5）性味归经：辛、微苦，温。归心、肝经。

（6）主要功用：祛风散寒，活血通络止痛。用于风寒湿痹痛，中风瘫痪，胸痹心痛。风寒湿痹痛可以此药泡酒饮用；中风瘫痪，胸痹心痛等心脑血管病，可水煎或研末蒸鸡蛋服。用于牙痛可捣烂外敷；感冒鼻塞不通可水煎服。

（7）用法用量：9～15g。研末蒸鸡蛋服。外用适量。

（8）调剂须知：①本品为《药典》新收载的品种。②本品现有片剂、注射剂应用于临床，但脑出血急性期及有出血倾向的患者禁用。

十七、鹅不食草

（1）处方用名：鹅不食草、石胡荽。

（2）别名：地胡椒、球子草、散心草、通天窍、食胡荽、野园荽、鸡肠草、地园荽、满天星、沙飞草、大救驾、三节剑、山胡椒、二郎戟、杜网草、猪屎草、砂药草、白地茜、雾水沙、猫沙、小拳头、铁拳头、散星草、地杨梅、三牙钻、蚊子草、白珠子草、锐鸡片（苗族）、骂顺（侗族）。

（3）药物基原：为菊科植物鹅不食草的干燥全草。

（4）饮片特征：切段。根纤细，须状，淡黄色。茎细圆柱形，多分枝，直径为 0.1cm。断面黄白色。叶片细小，多皱缩和破碎，完整者呈匙形，长为1cm，表面灰绿色或棕褐色，边缘有3～5个锯齿。气微香，久嗅有刺激感，味苦、微辛。以灰绿色、有花序、无杂质、嗅之打喷嚏者为佳。

（5）性味归经：辛，温。归肺、肝经。

（6）主要功用：通鼻窍，止咳。用于风寒头痛，咳嗽痰多，鼻塞不通，鼻渊流涕。可单用鲜品搓绒塞鼻或干品研成细粉搐鼻。亦可煎水服。

（7）用法用量：6～9g。外用适量。

（8）调剂须知：本品在小药房一般未备。大、中药房可配。

第二节　辛凉解表药

一、薄荷

（1）处方用名：薄荷、南薄荷、苏薄荷、鲜薄荷、薄荷梗、薄荷叶。

（2）别名：卜火、永叶、永乙、菝荷、菝荷、抱荷、婆荷、香荷、蕃荷菜、莫生、鸡苏、猫儿薄荷、升阳菜、夜息花、仁丹草、锐叉务（苗族）、窝壳欧（苗族）、弯国歹（苗族）、薄松俄（傈傈族）。

（3）药物基原：为唇形科植物薄荷的干燥地上部分。

（4）饮片特征：切段。茎方柱形，直径为 0.2～0.4cm。外表面紫棕色或淡绿色，具纵棱线，有的可见对生的叶痕或残留的枝。幼嫩部分可见毛茸。切面类白色，中空。叶多皱缩或破碎，灰绿色或暗绿色，稀被茸毛，边缘有锯齿，占30%以上。揉搓后有特异香气，味辛凉。以叶多、色深绿、气芳香、辛凉味浓者为佳。

（5）性味归经：辛，凉。归肺、肝经。

（6）主要功用：宣散风热，清头目，透疹。①本品为疏散风热常用之品，故可用于风热感冒或温病初起。如银翘散等。②用于头痛目赤，咽喉肿痛，如用于头痛目赤的川芎茶调散等。③用于麻疹不透，风疹瘙痒，可与防风等祛风止痒药同用。④用于肝郁气滞，胸胁胀闷，常配伍疏肝理气之品，如逍遥散。此外，还可用于夏令感受暑湿秽浊之气所致痧胀腹痛吐泻等症。多与藿香、佩兰、白扁豆等同用。

（7）用法用量：煎服，3～6g；宜后下。其叶长于发汗，梗偏于理气。

（8）调剂须知：①本品在调剂时要另包，煎药时后下。②体虚多汗者，不宜使用。③常见混淆品有同科植物野薄荷、绿薄荷、留兰香等的全草。与正品的主要区别：叶近无毛或无毛，表面多为绿色或绿褐色，搓揉后香气较弱或香气特异。

二、桑叶

（1）处方用名：桑叶、冬桑叶、霜桑叶、经霜桑叶、晚桑叶、老桑叶、黄桑叶、蜜桑叶、炙桑叶。

（2）别名：双叶、霜黄叶、铁扇子、瓦梅高（水族）。

（3）药物基原：为桑科植物桑的干燥叶。

（4）饮片特征：叶多皱缩、破碎，完整者有柄，展平后呈卵形或宽卵形，长为 8～15cm，宽为 7～13cm。先端渐尖，边缘有锯齿。上表面黄绿色或浅黄棕色，有的具小疣状突起。下表面叶脉隆起，疏生短柔毛。质脆，气微，味淡、微苦涩。以叶大、色青绿、无黑点、无杂质者为佳。

（5）性味归经：甘、苦，寒。归肺、肝经。

（6）主要功用：疏散风热，清肺润燥，清肝明目。①用于风热感冒，头痛咳嗽。常与菊花等同用，如桑菊饮。②用于肺热燥咳，干咳少痰，如清燥救肺汤。③用于头晕头痛，目赤昏花，可根据具体情况加以配伍。此外，尚能凉血止血，用治血热妄行吐血、衄血之证，可单用，或配伍其他止血药同用。

（7）用法用量：煎服，5～9g；或入丸、散剂。外用煎水洗眼。

（8）调剂须知：①因蜜炙能增强润肺止咳的作用，故肺燥咳嗽多用炙桑叶；其余配生品。②本品性质平和，以其煎水代茶，据报道有一定保健作用。因其性寒，不宜用于寒证咳嗽。

三、菊花

（1）处方用名：菊花、白菊花、甘菊花、怀菊花、怀菊、滁菊花、滁菊、亳菊花、亳菊、杭白菊、杭菊、黄菊花、杭菊花、祁菊、川菊、贡菊、甘菊、家菊、药菊。

（2）别名：节华、女节、女华、女精、金精、金蕊、更生、日精、义兰伟（傈僳族）。

（3）药物基原：为菊科植物菊的干燥头状花序，药材按产地和加工方法不同，分为“亳菊”“滁菊”“贡菊”“杭菊”。

（4）饮片特征：呈不规则扁球形，直径为1.5～4cm。常数个粘连成块。总苞灰绿色至黄绿色，由3～4层苞片组成，外层苞片线形，内层苞片较宽，边缘膜质。舌状花较少，位于边缘，类白色或黄色。管状花较多，位于中央，黄色。体轻，质柔软，气清香，味苦、微甘。以身干、完整、色鲜、柔软、少梗、气清香者为佳。

（5）性味归经：甘、苦，微寒。归肺、肝经。

（6）主要功用：散风清热，平肝明目。①用于风热感冒、发热头痛，常配伍桑叶、薄荷等用，如桑菊饮。②用于目赤昏花，常配伍桑叶等同用。③用于眩晕惊风，常与石决明、珍珠母、牛膝等同用。④用于疔疮肿毒，常配伍清热解毒药。

（7）用法用量：煎服，5～9g。

（8）调剂须知：①菊花的商品规格很多，但不外黄白两种，一般散风清热多配黄菊花，平肝明目多配白菊花。②本品性质平和，有人以之煎水代茶，用于清肝明目，降血压。但阴阳两虚及痰湿型、血瘀型高血压不宜用。

四、牛蒡子

（1）处方用名：牛蒡子、炒牛蒡子、熟牛蒡子、牛子、炒牛子、大力子。

（2）别名：大牛子、关大力、杜大力、鼠粘子、恶实子、恶实、黍粘子、蝙蝠刺、毛然然子、黑风子、毛锥子、鼠尖子、弯把钩子、万把钩、窝相席（苗族）、毗懊（苗族）、骂卡国（侗族）、象耳朵（侗族）、莫若罗（傈僳族）。

（3）药物基原：为菊科植物牛蒡的干燥成熟果实。

（4）饮片特征：呈长倒卵形，略扁，微弯曲，长为0.5～0.7cm，宽为0.2～0.3cm，表面灰褐色，带紫黑色斑点，有数条纵棱，中间1～2条较明显。果皮较硬，子叶2片，淡黄白色，富油性。气微，味苦后微辛而稍麻舌。以粒大、饱满、色青灰、无杂质者为佳。

（5）性味归经：辛、苦，寒。归肺、胃经。

（6）主要功用：疏散风热，宣肺透疹，解毒利咽。①用于风热感冒，咳嗽痰多，咽喉肿痛。常配伍疏散风热药同用，方如银翘散。②用于麻疹不透或透而复障。可配伍荆芥、薄荷等。③用于痈肿疮毒，痄腮喉痹。常与清热解毒药同用，如普济消毒饮。

（7）用法用量：煎服，6～12g。

（8）调剂须知：①本品应炒后入药，以降低寒性。②牛蒡子与牵牛子两者的来源、性味、功用完全不同，要注意区别。③本品性寒，能滑肠通便，故气虚便溏者应慎用。④本品应用中可出现头晕、胸闷气急、瘙痒、皮肤丘疹、呕吐等过敏反应，应予注意。⑤常见混淆品有同科植物大鳍蓟、水飞蓟、云木香的果实。与正品的主要区别：大鳍蓟、水飞蓟表面具明显的波状横纹。云木香子呈楔形，具四钝棱。

五、蝉蜕

（1）处方用名：蝉蜕、蝉退、蝉衣、虫衣、虫退、虫蜕、蝉壳、蝉肚。

（2）别名：知了壳、知了皮、个脱、金牛儿、枯蝉、催米虫壳、唧唧猴皮、唧唧皮、热皮、麻儿鸟皮、岗拉力（苗族）、岗巴录（苗族）、夺拢俩（水族）。

（3）药物基原：为蝉科昆虫黑蚱的若虫羽化时脱落的皮壳。

（4）饮片特征：略呈椭圆形而弯曲，长为 3.5cm，宽为 2cm。表面黄棕色，半透明，有光泽。头部有丝状触角 1 对，多断落。复眼突出，额部先端突出，口吻发达。腹面有足 3 对，被黄棕色细毛，腹部钝圆，共 9 节。体轻，中空，易碎。气微，味淡。以体轻、完整、色黄亮、无黏附泥沙杂质者为佳。

（5）性味归经：甘，寒。归肺、肝经。

（6）主要功用：散风除热，利咽，透疹，退翳，解痉。①用于风热感冒或温病初起，可配伍薄荷、荆芥等发散风热药用；如咽痛音哑，可与胖大海同用。②用于麻疹不透，风疹瘙痒，可配伍薄荷、牛蒡子、荆芥等；风疹瘙痒则配伍荆芥、防风、牛蒡子等，如消风散。③用于目赤肿痛，翳膜遮睛。可与明目退翳药同用。④用于惊痫夜啼，抽搐，破伤风证。可与凉肝熄风止痉药同用，如治小儿夜啼与钩藤等同用。

（7）用法用量：煎服，3～6g，或单味研末冲服。一般病证用量宜小；止痉用量可稍大。

（8）调剂须知：①传统经验主张去头足后入药用，但现行《药典》未作规定。有报道指出治小儿夜啼时，应去其头足入煎，否则夜啼更盛。②孕妇当慎用。③本品中常含有较多泥沙，应注意净制。调剂时药斗下层的泥沙不能混入药中调配。④饮片中有时混有未蜕去皮壳的蝉的虫体，调剂时应除去，不可入药。

六、蔓荆子

（1）处方用名：蔓荆子、蔓荆、蔓荆炭、炒蔓荆子、蔓荆实。

（2）别名：荆子、沙荆子、蘖京子、万京子、京子、万金子、万金、蔓青子。

（3）药物基原：为马鞭草科植物单叶蔓荆或蔓荆的干燥成熟果实。

（4）饮片特征：呈球形，直径为 0.4～0.6cm。表面灰黑色或黑褐色，有纵向浅沟 4 条，顶端微凹，有的可见残留果柄及灰白色宿萼。体轻，质坚硬，不易破碎。具焦香气，味淡、微辛。以粒大、饱满、无梗、具宿萼、气清香者为佳。

（5）性味归经：辛、苦，微寒。归膀胱、肝、胃经。

（6）主要功用：疏散风热，清利头目。①用于风热感冒头痛，齿龈肿痛。常与桑叶、菊花等同用。②用于目赤多泪，目暗不明，头晕目眩。可与清热明目药物配伍使用。此外，用于风湿痹痛，多配伍羌活、独活、川芎、防风等同用，如羌活胜湿汤。

（7）用法用量：煎服，5～9g。

（8）调剂须知：①本品多炒后入药。②本品善治头晕头痛，但血虚而致的头痛、目痛忌用。

七、柴胡

（1）处方用名：柴胡、春柴胡、北柴胡、硬柴胡、南柴胡、细柴胡、软柴胡、炒柴胡、醋炒柴胡、醋柴胡、酒柴胡、鳖血炒柴胡。

（2）别名：财福、红财福、才胡、才乎、地熏、柴草、山菜、茹草、茈胡、茈草。

（3）药物基原：为伞形科植物柴胡（北柴胡）和狭叶柴胡（南柴胡）的干燥根。

（4）饮片特征：①北柴胡：多切短段，根头部膨大，顶部残留3～15个茎基或短纤维状叶基。质硬而韧，不易折断，断面显纤维性，皮部浅棕色，木部淡黄白色。气微香，味微苦。②南柴胡：顶部有多数细毛状枯叶纤维。质稍软，易折断，断面略平坦，不显纤维性，具败油气。以主根较粗壮、顶端带茎少、皮细、支根少无须根者为佳。

（5）性味归经：苦，微寒。归肝、胆经。

（6）主要功用：和解退热，疏肝解郁，升举阳气。①用于寒热往来，感冒发热。多与黄芩等配伍，如小柴胡汤。用治感冒发热，本品也有良好的疏散退热作用。与葛根等退热药同用，如柴葛解肌汤。现有柴胡制成的注射剂用于临床，有较好的解热作用。②用于肝郁气滞，胸胁胀痛，月经不调，常与疏肝理气药同用，方如逍遥散、柴胡疏肝散等。③用于气虚下陷，子宫下垂，久泻脱肛。可配伍黄芪、升麻等，如补中益气汤。另外，本品还可退热截疟，用于治疗疟疾寒热，常与黄芩、常山、草果等同用。

（7）用法用量：煎服，3～9g。

（8）调剂须知：①柴胡可生用、醋炙和鳖血炙用。一般和解退热宜生用（如小柴胡汤），疏解肝郁宜醋炙（如逍遥散），骨蒸劳热应用鳖血拌炒（青蒿鳖甲汤）。②柴常与升麻同用，在部分汤头歌诀（如普济消毒饮、补中益气汤）中，常“升柴”并称，虽然两者没有并开的习俗，但有的医生仍可能写成“升柴”，调剂时应分别配付。另外，还有将柴胡和前胡开写成“二胡”的，应同时配付两种药。③柴胡注射液主要用于寒热往来之少阳病退热，对其他原因导致的发热疗效不佳，故不宜滥用。有时使用柴胡注射剂肌内注射可导致过敏性喉梗阻或过敏性休克；静脉注射毒性增加，可导致溶血反应；与庆大霉素合并肌内注射也可能会引起过敏性休克、全身瘙痒、大汗、呼吸困难、胸背部荨麻疹、头晕心慌等，应引起注意。④有报道称：在日本曾因大量应用小柴胡汤和小柴胡颗粒治疗肝病、感冒、肺炎、慢性胃肠炎等病证，导致“间质性肺炎”者。应予注意。⑤本品来源和功用与清虚热药银柴胡不同，不能相互代用。⑥柴胡其性升散，若肝阳上亢，肝风内动，阴虚火旺及气机上逆者忌用或慎用。⑦柴胡有南北之分，伪品较多，要注意区别。常见混淆品有同科植物大叶柴胡、黑柴胡、线叶柴胡、银州柴胡、锥叶柴胡、竹叶柴胡、柴首等。其中大叶柴胡有剧毒，表面密生环节，残留茎基1～2个，主根不明显，下部多支根，质坚硬，断面多呈空洞，具特异香气。

八、升麻

（1）处方用名：升麻、炒升麻、川升麻、炙升麻。

（2）别名：绿升麻、周升麻、鸡骨升麻、鬼脸升麻、西升麻、北升麻、关升麻、升马、升毛、土堵子（傈僳族）、倮木可乌（彝族）。

（3）药物基原：为毛茛科植物大三叶升麻或兴安升麻和升麻的干燥根茎。

（4）饮片特征：切不规则形或类圆形厚片，直径为2～4cm，表面黑褐色或棕褐色，切面黄绿色或淡黄白色，具明显的筋脉样网纹及放射状纹理，有裂隙，髓部多空洞。质坚硬，气微，味微苦而涩。以个大、体松、外皮黑褐色、断面黄绿色、残茎短少者为佳。

（5）性味归经：辛、微甘，微寒。归肺、脾、胃、大肠经。

（6）主要功用：发表透疹，清热解毒，升举阳气。①用于风热头痛，可与白芷等同用；麻疹不透，则与葛根等配伍，如升麻葛根汤。②用于齿痛口疮，咽喉肿痛，阳毒发斑。可分别配伍清胃火或清热解毒药，如清胃散、普济消毒饮等。③用于气虚下陷，久泻脱肛，子宫脱垂，常配伍黄芪、柴胡等，如补中益气汤、升陷汤。

（7）用法用量：煎服，3～9g。

（8）调剂须知：①有的医生将升麻、柴胡写成“升柴”，调剂时要注意。②升麻升提性强，服用后可产生饱腹感，有人据此用来减肥。但过量服用可能引起中毒反应，出现呕吐、胃肠炎等，大剂量可导致头痛、震颤、四肢强直性收缩、乏力、头晕、虚脱及阴茎异常勃起，中毒量出现心脏抑制、血压下降，可因呼吸麻痹而死亡。所以内服不宜超量。③麻疹已透，以及阴虚火旺、肝阳上亢、上盛下虚者，均当忌用。④常见混淆品有 2 种，一种为菊科植物麻花头的根，习称“广升麻”，表面淡灰色，具纵长皱纹，质硬而脆，断面颗粒状，灰白色至灰黄色，粉性，气特异，味淡微苦。另一种为虎耳草科植物落新妇的根茎，习称“红升麻”，表面棕红色或黑褐色，具分枝状的茎残基及多数圆点状的茎痕，全体有环状节痕，质坚实，断面红棕色。无臭，味微涩。

九、葛根

（1）处方用名：葛根、生野葛、野葛、粉葛根、粉葛、干葛根、干葛、煨葛根、甘葛。

（2）别名：甜葛、甘合、干戈、戈根、干合、合根、鸡齐、葛麻茹、葛子根、粪信俗（苗族）、嘎炯非（苗族）、官龚菲（苗族）、冒供（苗族）、吝（苗族）、奴吝（苗族）、且能（基诺族）、碑海（水族）、起爪（傈僳族）。

（3）药物基原：为豆科植物野葛或甘葛藤的干燥根。前者习称“野葛”，后者习称“粉葛”。

（4）饮片特征：多切成立方块或长方块状，外皮多除去，残留外皮灰褐色至灰棕色。切面灰白色至黄白色，可见淡褐色环纹及微细小孔。质坚韧，纤维性强（野葛）或具粉性（粉葛），气微，味微甘。以块大、质坚实、色白、粉性足、纤维少者为佳。

（5）性味归经：甘、辛，凉。归脾、胃经。

（6）主要功用：解肌退热，生津，透疹，升阳止泻。①用于外感发热头痛、项背强痛。常与柴胡等同用，如柴葛解肌汤。②用于麻疹不透，多配伍升麻等，方如升麻葛根汤。③用于口渴，消渴，多与天花粉等同用，如玉液汤。④用于湿热泄痢，可与清热燥湿药同用，如葛根芩连汤。现代用于高血压颈项强痛。

（7）用法用量：煎服，9～15g。退热生津宜生用，升阳止泻宜煨用。

（8）附药：葛花，为豆科植物野葛或甘葛藤未开放的干燥花蕾。性味甘，平。功能善解酒毒，醒脾和胃。主要用于饮酒过度，头痛头昏、烦渴、呕吐、胸膈饱胀等症。常用量为 3～15g。

（9）调剂须知：①野葛和粉葛的品种来源不同，所含成分也有差别，在《药典》中已分别收载，分别名为“葛根”“粉葛”，但其“性味功用”项下内容相同，传统经验认为解肌发汗多用葛根，生津止渴多用粉葛，可根据具体情况调配。②妊娠用药禁忌中所列“野葛”，为马钱科植物胡蔓藤的全草，又名“钩吻”“断肠草”，有大毒。如果处方上开写野葛须发葛根。③现代研究表明，葛根主要含有黄酮类成分葛根素，能够扩张冠状动脉和脑血管，降低心肌耗氧量，改善脑循环。现在有葛根素注射液用于临床，但可引起急性血管内溶血等报道，内服汤剂可致急性胃黏膜病变，需引起注意。

十、淡豆豉

（1）处方用名：淡豆豉、香豆豉、豆豉。

（2）别名：香豉、黑豆豉、乌豆豉、炒豆豉、豉心。

（3）药物基原：为豆科植物大豆的干燥成熟种子的发酵加工品。

（4）饮片特征：呈扁椭圆形，表面灰黑色，有的具白色斑点及膜状物，断面棕黑色。气香，味淡、微甘。以质柔、气香、附有膜状物者为佳。

（5）性味归经：苦、辛，凉。归肺、胃经。

（6）主要功用：解表，除烦，宣发郁热。①本品发汗解表之力平和，无论风寒风热表证均可应用。风热、风温配伍薄荷等发散风热药，如银翘散；风寒配伍葱白等，如葱豉汤、葱豉桔梗汤。②用于胸中烦闷，虚烦不眠。常与清热泻火的栀子同用，如栀子豉汤。

（7）用法用量：煎服，6～12g。

（8）附药：大豆黄卷，又名清水豆卷，采用黑大豆浸水湿润发芽，晒干而成。性味甘、平，归胃经。功效解表祛暑，清热利湿。适用于暑湿、湿温初起，湿热内蕴所致发热汗少，恶寒身重，胸闷苔腻等证。解表祛暑多用清水豆卷，清热利湿多用制大豆黄卷。用量为10～15g。

（9）调剂须知：本品容易生虫，应经常检查，发现问题随时处理。

十一、西河柳

（1）处方用名：西河柳、柽柳。

（2）别名：赤柽柳、观音柳、三春柳、山川柳、蜀柳、雨师、雨丝、赤杨、人柳、垂丝柳、红筋条、长寿仙人柳。

（3）药物基原：为柽柳科植物柽柳的干燥细嫩枝叶。

（4）饮片特征：切段。茎枝细圆柱形，直径为0.05～0.15cm。表面灰绿色，有多数互生的鳞片状小叶。质脆，稍粗的枝表面红褐色，断面黄白色，中心有髓。气微，味淡。以色绿、质嫩、无杂质者为佳。

（5）性味归经：甘、辛，平。归心、肺、胃经。

（6）主要功用：散风，解表，透疹。①用于麻疹初起，表邪外束，疹毒内陷，疹发不畅者。一般与薄荷、荆芥、牛蒡子等同用。此外，本品煎汤沐浴，治风疹瘙痒。②用于风湿痹痛，常配伍羌活、独活、秦艽等。

（7）用法用量：煎服，3～6g。外用适量，煎汤擦洗。

（8）调剂须知：①麻疹已透者不宜用，用量过大令人心烦。②本品含水杨素，能麻痹中枢，用量过大者会引起中毒反应，出现呕吐、头晕、皮肤潮红、出汗、血压下降、呼吸困难，甚至休克昏迷。

十二、浮萍

（1）处方用名：浮萍、紫背浮萍、紫浮萍、浮萍草。

（2）别名：水萍、水漂、萍子草、水花、水白、水苏、水帘、九子萍、田萍、对盆略（苗族)、保略(苗族)、来扎抓(苗族)、比表(水族)。

(3)药物基原:为浮萍科植物紫萍的干燥全草。

(4)饮片特征:呈扁平片状,单片或数片簇生。单片类圆形,直径为 0.4~0.6cm。上表面淡绿色至黄绿色,边缘向上微卷,下表面紫棕色至黑棕色,着生数条细根。体轻,质软。气微,味微咸。以身干、色绿、完整、无杂质者为佳。

(5)性味归经:辛,寒。归肺经。

(6)主要功用:宣散风热,透疹,利尿。①用于风热表证,发热无汗,可与辛凉解表药同用。②用于麻疹不透,风疹瘙痒,内服常与牛蒡子、葛根、薄荷、金银花、蝉蜕等同用。亦可用之外洗。③用于水肿尿少。因本品上可开宣肺气而发汗,下可通调水道而利尿。

(7)用法用量:煎服,3~9g。

(8)调剂须知:表虚而自汗者勿用。

十三、木贼

(1)处方用名:木贼、木贼草。

(2)别名:节节草、锉草、无心草、节骨草、擦草。

(3)药物基原:为木贼科植物木贼的干燥地上部分。

(4)饮片特征:呈长管状,多切成段。无分枝,直径为 0.2~0.7cm。表面灰绿色或黄绿色,有18~30条纵棱,棱上具多数细小光亮的疣状突起,节明显,节上着生筒状鳞叶。质脆,易折断,断面中空,周边有多数圆形的小空腔。气微,味甘淡、微涩,嚼之有沙粒感。以茎粗、色绿、质厚、不脱节者为佳。

(5)性味归经:甘、苦,平。归肺、肝经。

(6)主要功用:散风热,退目翳。①用于风热目赤,迎风流泪,目生云翳,常与蝉蜕、黄芩等同用。②用于便血痔血,可与黄芩、地榆、槐角等同用。

(7)用法用量:煎服,3~9g。

(8)调剂须知:常见混淆品有同科植物笔管草、节节草的全草。与正品的主要区别:茎多有分枝。

第二章　清热药及其调剂

凡以清解里热为主要作用的药物，称为清热药。

清热药的药性寒凉，具有清热泻火、燥湿、凉血、解毒及清虚热等功效。

本类药物主要用于表邪已解、里热炽盛，而无积滞的里热病证。清热药的应用依据为《黄帝内经》“热者寒之”及《本经》“疗热以寒药”的原则。

（一）清热药的分类及应用

针对热证的不同类型，并根据药物的功效，将清热药分为以下 5 类。①清热泻火药：功能清气分热，用于高热烦渴等气分实热证。②清热燥湿药：功能清热燥湿，用于泻痢、黄疸等湿热病证。③清热解毒药：功能清解热毒，用于痈肿疮疡等热毒炽盛的病证。④清热凉血药：功能清解营分、血分热邪，用于吐衄发斑等血分实热证。⑤清虚热药：功能清虚热、退骨蒸。用于温邪伤阴、夜热早凉、阴虚发热、骨蒸劳热证。

在配伍方法上，使用清热药首先要辨别热证虚实，实热证有清热泻火、清营凉血、气血两清的用药不同；虚热证用药又有清热凉血、养阴透热及滋阴清热、凉血除蒸之别。其次要注意有无兼证，如兼有表证者，当先解表然后清里，或与解表药同用，以斯表里双解；若里热积滞者，则应配泻下药同用。

现代药理研究证明：清热药大多具有抗菌、抗病毒、抗毒素、解热（其解热作用与解表药和西药阿司匹林有所不同，即退热时一般不伴有明显发汗现象，提示解热的机制有所不同）、抗炎、促进免疫功能及抗肿瘤等作用。

（二）调剂清热药的注意事项

①苦参、玄参、赤芍反藜芦。重楼与拳参都有“草河车”之名，容易混淆。黄连与胡黄连、几种地丁、生熟地黄、赤白芍药的功用需要注意。②需特殊处理药物：石膏、寒水石、水牛角需先煎，马勃、夜明沙应包煎，猪胆粉、熊胆应冲服。③本类药物性寒凉，易伤脾胃，凡脾胃气虚，食少便溏者慎用；热证易伤津液，苦寒药物又易化燥伤阴，故阴虚患者亦当慎用。

第一节　清热泻火药

一、石膏

（1）处方用名：石膏、生石膏、煅石膏、熟石膏。

（2）别名：石羔、冰石、细石、细理石、寒水石、白虎、玉大石、朝伦竹岗（蒙古族）、习告（苗族）、衣修（苗族）。

（3）药物基原：为硫酸盐类矿物硬石膏族石膏，主要成分为含水硫酸钙（$CaSO_4 \cdot 2H_2O$）。

（4）饮片特征：①生石膏。呈长条状或不规则形的小块，也有研为细末者，表面白色或类白色，具玻璃样光泽，可见纵向纤维状纹理。质坚硬，断面不平坦。气微，味淡。②煅石膏。形如生石膏，粉白色，无光泽。质疏松，易碎。以色白、半透明、纵断面如丝者为佳。

（5）性味归经：辛、甘，大寒。归肺、胃经。

（6）主要功用：生石膏清热泻火，除烦止渴；煅石膏收湿，生肌，敛疮，止血。①用于外感热病，高热烦渴。常与知母相须配伍，如白虎汤。②用于肺热喘咳。可配伍麻黄、杏仁、甘草，如麻杏石甘汤。③用于胃火亢盛，头痛，牙痛。多与其他清热泻火药同用。④用于疮疡不敛，湿疹瘙痒，水火烫伤，外伤出血。多用煅石膏与其他药配伍。

（7）用法用量：煎服，15～60g；外用适量。

（8）调剂须知：①石膏分生熟，生品性大寒、内服清热泻火；火煅后性收敛、外用生肌止血，故必须分别使用。调剂时要掌握的原则是：内服配生石膏，外用给熟石膏。②石膏内服者，未打碎的应打碎另包，嘱患者先煎。③本品内服时不宜同时服用四环素类抗生素、异烟肼及洋地黄类强心药，以免形成不溶性盐类和络合物而失效。如需联用，其间隔时间常以 3～4 小时为宜。与泼尼松同服则降低其生物利用度。④石膏性大寒，脾胃虚寒及阴虚内热的患者忌用。

二、知母

（1）处方用名：知母、生知母、肥知母、光知母、肉知母、知母肉、盐知母。

（2）别名：水参、地参、羊胡子根、连母、芪母、提母、女雷、女理、儿草、鹿列、韭逢、东根、水须、苦心、昌支、马马草、穿地龙。

（3）药物基原：为百合科植物知母的干燥根茎。

（4）饮片特征：①生知母：切类扁圆形厚片，直径为 0.5～1.5cm。表面黄棕色至淡黄棕色，残留外皮棕褐色，可见残存的点状须根痕及横环纹；切面黄白色至淡黄色，筋脉小点散在；质稍软，气微，味微甜、略苦，嚼之带黏性。②盐知母：外表皮黄棕色，切面淡黄棕色，有的可见焦斑，味微咸、略苦。以个大、滋润、质硬、断面黄白色者为佳。

（5）性味归经：苦、甘，寒。归肺、胃、肾经。

（6）主要功用：清热泻火，生津润燥。①用于外感热病，高热烦渴。常配伍石膏组成白虎汤。②用于肺热咳嗽。应与清热化痰药同用。③用于骨蒸潮热，常与黄柏同用，在补阴药中加强疗效，方如知柏地黄丸、大补阴丸。④用于内热消渴，肠燥便秘。可与滋肠润燥，生津止渴类药同用。

（7）用法用量：煎服，6～12g。

（8）调剂须知：①本品入白虎汤等宜生用；用于滋阴降火则宜盐水炙用。调剂时应按医生要求或处方适应证调配。②处方并开之“二母”，指知母与浙贝母。③本药性寒质润，有滑肠之弊，故脾虚便溏患者不宜用。

三、芦根

（1）处方用名：芦根、干芦根、生芦根、鲜芦根、苇茎。

（2）别名：嫩芦梗、苇根、芦通、芦茎、芦尖、活芦根、芦柴根、芦头、巴补（傈僳族）。

（3）药物基原：为禾本科植物芦苇的嫩茎或干燥根茎。

（4）饮片特征：①鲜芦根：呈圆柱形，直径为 1～2.5cm。外表面黄白色，平滑而有光泽，具节，节处淡棕色，有的可见残留的须根及芽。切面黄白色，中空，周边有小孔排列成环，近节处可见横髓隔。质稍韧，不易折断。气微，味甜。②干芦根：切扁圆柱形段，节处较硬。表面黄白色至淡黄色，具纵皱纹。切面黄白色，中空，周边可见小孔排列成环，近节处可见髓隔。体轻，质韧。气微，味微甜。以新鲜者疗效为好。干品以条粗、色淡黄白、有光泽、味甜者为佳。

（5）性味归经：甘，寒。归肺、胃经。

（6）主要功用：清热生津，除烦，止呕，利尿。①用于热病烦渴，常与葛根等同用。②用于胃热呕逆，常与竹茹、姜汁等同用。③用于肺热咳嗽，肺痈吐脓，应配伍清热化痰消痈药，方如苇茎汤。此外，本品又有利尿与透疹作用，配伍白茅根、车前子等治小便短赤、热淋涩痛；配伍薄荷、蝉蜕等治麻疹透发不畅。

（7）用法用量：煎服，干品 15～30g，鲜品 30～60g。

（8）调剂须知：①鲜芦根清热生津、利尿效佳，干芦根则次之。②由于鲜芦根在干燥的药包中容易发霉变质，如果药剂数量较多（3 剂以上），一般将其另包，嘱患者将其放在阴凉处，煎药前加入，以免污染其他药物，从而保证疗效。③鲜芦根应埋在阴凉角落的沙堆中保鲜，随用随取，稍有变质即不能使用。④本品性寒，脾胃虚寒患者忌服。

四、天花粉

（1）处方用名：天花粉、花粉、栝蒌根、蒌根、栝楼根、瓜楼根、瓜蒌根。

（2）别名：白药、瑞雪、天瓜粉、玉露霜、屎瓜根、蒌粉。

（3）药物基原：为葫芦科植物栝楼或双边栝楼的干燥根。

（4）饮片特征：切类圆形、类长方形或不规则形的厚片，直径为 1.5～5.5cm。外表面黄白色至淡棕黄色，残存外皮黄褐色。切面类白色，可见淡黄色筋脉纹或小点。质坚，粉性。气微，嚼之味苦。以身干、块粗大、质坚实、筋少、粉性足者为佳。

（5）性味归经：甘、微苦，微寒。归肺、胃经。

（6）主要功用：清热生津，消肿排脓。①用于热病烦渴，内热消渴，常与清热滋阴生津药同用。②用于肺热燥咳。常与清肺润燥药同用，如贝母瓜蒌散。③用于疮疡初起，热毒炽盛者，未成脓可使之消散，脓已成可溃疮排脓。如仙方活命饮。

（7）用法用量：煎服，10～15g。

（8）调剂须知：①本品为瓜蒌的块根，故入药时不宜与乌头类同用。②本品与山药在外形上相似，容易混淆。但山药味淡，若用硫黄熏过则稍带酸味；天花粉则有淡黄色筋脉点，嚼之味苦，可以区别。③天花粉蛋白具有引产下胎作用（现有天花粉注射剂用于引产），故孕妇应忌服。④天花粉药性寒凉，脾胃虚寒、大便溏泄者忌用。⑤常见混淆品有同科植物湖北瓜蒌、南方瓜蒌、长萼瓜蒌、王瓜、木鳖等的块根。与正品的主要区别：混淆品性稍差，纤维状筋脉较多，味较苦涩。

五、淡竹叶

（1）处方用名：淡竹叶、竹叶。

（2）别名：迷身草、地竹、锐路罗（苗族）、蒌学（苗族）、娘巴笨席（侗族）、杠瓦犯（水族）。

（3）药物基原：为禾本科植物淡竹叶的干燥茎叶。

（4）饮片特征：切段。茎圆柱形，直径为 0.2cm。有节，淡黄绿色至淡黄色，具纵棱线。切面中空。叶占大部分，多已切碎。宽 2cm，淡绿色至黄绿色，叶脉平行，脉间有横纹，背面较明显。

体轻，质软。气微，味淡。以叶片大、质柔软、色青绿、不带根和花穗者为佳。

（5）性味归经：甘、淡，寒。归心、胃、小肠经。

（6）主要功用：清热除烦，利尿。①用于热病烦渴，常与石膏、知母、麦冬、生地黄等清热生津药同用，如竹叶石膏汤。②用于小便赤涩淋痛，口舌生疮，常与木通、生地黄、车前子、甘草同用，如导赤散。

（7）用法用量：煎服，6～9g。

（8）调剂须知：竹叶有淡竹叶和竹叶之分，竹叶亦名苦竹叶、竹叶卷心、淡竹叶。两者功用相近，但一般认为竹叶清心除烦作用较强，而淡竹叶长于清热利尿，临床上有替代使用的情况。

六、鸭跖草

（1）处方用名：鸭跖草。

（2）别名：碧竹子、碧蝉花、竹叶菜、淡竹叶菜、蓝姑草、竹节草、野靛青、鸭舌草、鼻斫草、青耳环花、碧蟾蜍、耳环草、地地藕、竹鸡草、水竹子、菱角伞、碧蝉蛇、竹叶活血丹、鸭仔草、鸭脚板草、翠蝴蝶、鹅儿菜、锐老保、窝歌仰（苗族）、蛙努几（苗族）、娘巴笨（侗族）。

（3）药物基原：为鸭跖草科植物鸭跖草的干燥地上部分。

（4）饮片特征：切段。表面黄绿色或黄白色，较光滑，茎有纵棱，直径为 0.2cm。多有分枝及须根，节稍膨大，切面中心有髓。叶互生，多皱缩，完整者呈卵状披针形或披针形，先端尖，全缘，基部下延成膜质叶鞘，抱茎，叶脉平行。花蓝色，多脱落。气微，味淡。以色绿、质嫩、粗壮、无杂质者为佳。

（5）性味归经：甘、淡，寒。归肺、胃、小肠经。

（6）主要功用：清热解毒，利水消肿。①用于风热感冒，高热不退，可与桑叶、菊花、金银花、连翘等解表清热药同用。②用于咽喉肿痛、痈肿疔毒。可单用或配伍大青叶等用。③用于水肿尿少，热淋涩痛，可配伍木通、瞿麦等利尿通淋之品。

（7）用法用量：煎服，15～30g；鲜品 30～60g。外用适量。

（8）调剂须知：①本品常以鲜品入药。②脾胃虚弱者，用量宜少。

七、栀子

（1）处方用名：栀子、生栀子、山栀、生山栀、山栀仁、栀仁、炒山栀、焦山栀、黑山栀、黑栀子、焦栀子、黄栀子、栀子炭、栀子皮、山栀皮、山栀子。

（2）别名：山枝子、枝子、枝仁、山支子、支子、支仁、卮子、木丹、越桃、鲜支、黄叶下、红枝子、黄鸡子、比鲁（苗族）、真陆（苗族）、朗莪（侗族）、黄珠子（土家族）、女乐（水族）、恒贼神（傈僳族）。

（3）药物基原：为茜草科植物栀子的干燥成熟果实。

（4）饮片特征：①生栀子：为研成不规则状的碎块。果皮红黄色、棕红色或灰褐色，较薄而脆，内表面色较浅，有光泽。种子较多，扁卵圆形，深红色或红黄色，表面具细小疣状突起。气微，味微酸而苦。②焦栀子：为不规则的碎块，表面焦褐色或焦黑色。果皮薄而脆，内表面棕色，种子棕色或棕褐色。微具焦香气，味微酸而苦。③栀子炭：为不规则的碎块，果皮表面焦黑色，种子棕黑色。具焦香气，味苦。以皮薄、色红黄、味微酸而苦者为佳。

（5）性味归经：苦，寒。归心、肺、三焦经。

（6）主要功用：泻火除烦，清热利尿，凉血解毒，消肿止痛。焦栀子还可凉血止血。①用于热病心烦，常与解表除烦的淡豆豉同用，如栀子豉汤；火毒炽盛，三焦俱热者，可与黄芩、黄连、黄柏同用，方如黄连解毒汤。②用于黄疸尿赤，可与茵陈、大黄同用，方如茵陈蒿汤。③用于血淋涩痛，血热吐衄，目赤肿痛，可与清热凉血药同用。④用于疮疡肿毒，跌打损伤，红肿热痛，多配伍金银花、连翘、蒲公英等药。捣烂与面粉、白酒外敷可治疗跌打损伤疼痛。

（7）用法用量：煎服，6～9g。外用生品适量，研末调敷。

（8）调剂须知：①栀子生用走气分而泻火，兼作外敷；炒焦则缓和寒性；炒炭则入血分而止血。一般处方开写栀子配付炒栀子，也可根据医生要求或处方适应证调配。②栀子果皮、种子可分别入药，其中栀子皮偏于达表而去肌肤之热；栀子仁偏于走里而清里热。但药房一般未备栀子皮。③本品苦寒伤胃，脾虚便溏者不宜用。④市面上有一种“水栀子”，果大、长而纵棱高，主要作为工业染料使用。其碾碎后的果皮碎片较厚，翅状纵棱较高且多卷折，气味稍淡。不宜入药，要注意鉴别。

八、夏枯草

（1）处方用名：夏枯草、夏枯球、夏枯头。

（2）别名：牛枯草、棒槌草、夕句、乃东、燕面、铁色草、棒柱头花、大头花、灯笼头、羊肠菜、榔头草、白花草、胀饱草、地牯草、广谷草、东风、锣锤草、六月干、棒头柱、锐灯龙（苗族）、弯歹虎（苗族）、娘欠劳（侗族）、蜂窝球（土家族）、骂满（水族）、莫很冷（傈僳族）。

（3）药物基原：为唇形科植物夏枯草的干燥果穗。

（4）饮片特征：呈棒状，略扁，直径为 0.8～1.5cm。淡棕色至棕红色，全穗由数轮至数十轮宿萼与苞片组成，每轮有对生苞片 2 枚，呈扇形，每一苞片内有花 3 朵，花冠多脱落。宿萼 2 唇形，内有小坚果 4 枚，卵圆形，棕色，尖端有白色突起。体轻，气微，味淡。以穗大、柄短、色棕红、无茎叶、摇之作响者为佳。

（5）性味归经：辛、苦，寒。归肝、胆经。

（6）主要功用：清火，明目，散结，消肿。①用于目赤肿痛，目珠夜痛，头痛眩晕，可配清泄肝火药物同用。②用于瘰疬，瘿瘤，乳痈肿痛，乳腺增生，可单用熬膏或配伍使用。此外，临床上常用于原发性高血压属肝热或阳亢者。

（7）用法用量：煎服，9～15g，或熬膏服。

（8）调剂须知：①本品质地松泡，调剂时应用戥秤称量，不能估量抓取。②本品含钾量较高，与保钾利尿药螺内酯、氨苯蝶啶等同用，可引起高血钾症。③内服曾有过敏反应的报道，可致过敏性休克。④脾胃虚弱者慎用。

九、决明子

（1）处方用名：决明子、炒决明子、炒决明、草决明、决明。

（2）别名：马蹄决明、还瞳子、羊明、羊角豆、狗屎豆、假绿豆、马蹄子、芹决、野青豆、猪骨明、猪屎蓝豆、细叶猪屎豆、夜拉子、羊尾豆、特嘎多杰（藏族）、牙槲扪（傣族）、多则（侗族）、娘多野（侗族）、捏勒士鲁（傈僳族）。

（3）药物基原：为豆科植物决明或小决明的干燥成熟种子。

（4）饮片特征：呈短圆柱形或菱形，两端平行倾斜，长为3～0.7cm，宽为0.2～0.4cm。表面绿棕色或暗棕色，平滑有光泽，一端较平坦，另一端斜尖，背腹面各有一条突起的棱线，棱线两侧各有一条斜向对称而色较浅的线形凹纹。质坚硬，不易破碎。种皮薄，子叶 2 片，黄色，呈“S”形折曲重叠。气微，味微苦。以粒饱满、色绿棕色者为佳。

（5）性味归经：甘、苦、咸，微寒。归肝、大肠经。

（6）主要功用：清热明目，润肠通便。①用于目赤涩痛，羞明多泪，头痛眩晕，目暗不明。实证配伍夏枯草、栀子等；虚证配伍滋阴明目药。②用于内热肠燥，大便秘结，常与火麻仁、瓜蒌仁等配伍。此外，本品配伍菊花制成菊明降压片，用于原发性高血压有一定疗效。决明子煎剂、糖浆剂、片剂治高脂血症有效。

（7）用法用量：煎服，9～15g。

（8）调剂须知：①本品在调剂时要打碎。用于通便不宜久煎。②处方上开写“二决明”者，应发决明子与石决明。单写决明则可根据处方适应证进行调剂。一般决明子用于清热明目、润肠通便；石决明用于平肝潜阳、清肝明目。③用决明子泡茶饮，可降脂降压减肥。但主要用于实证，且不宜过量使用。因大量使用可致恶心、呕吐、腹痛腹泻等，长期服用可引起黄疸，并导致肝硬化和电解质紊乱。④气虚便溏患者不宜用。

十、谷精草

（1）处方用名：谷精草、谷精珠、谷精球。

（2）别名：谷珠、戴星草、移星草、文星草、流星草、珍珠草、鱼眼草、天星草、佛顶珠、灌儿草、翳子草、锐砍勾（苗族）、娘满丽（侗族）、起别纳脚（基诺族）。

（3）药物基原：为谷精草科植物谷精草的干燥带花茎的头状花序。

（4）饮片特征：头状花序呈半球形，直径为 0.4～0.5cm。底部有苞片层层紧密排列，苞片淡黄绿色，有光泽，上部边缘密生白色短毛。揉碎花序，可见众多黑色花药及细小未成熟的果实。花茎纤细，长短不一，无臭，味淡。以球大、色紫灰、花茎短者为佳。

（5）性味归经：辛、甘，平。归肝、肺经。

（6）主要功用：疏散风热，明目，退翳。①用于风热上扰，目赤肿痛、羞明多泪、目生翳膜，可与荆芥、龙胆草、赤芍等配伍，如谷精草汤。②用于风热头痛、牙痛、喉痹咽痛，可配伍薄荷、菊花、牛蒡子等。

（7）用法用量：煎服，4.5～9g。

（8）调剂须知：①本品除带花茎的头状花序外，其余均为非药用部位，应按规定净制除去。②本品主要用于风热眼病，阴虚血亏目疾者不宜用。③常见混淆品有同科植物赛谷精草、谷精珠的带花茎的头状花序及石竹科植物蚤缀的全草，前者为带茎叶的全草或为纯球状头状花序，花茎多未见。蚤缀多含有蒴果，内有黑色肾形种子。

十一、密蒙花

（1）处方用名：密蒙花、蒙花。

（2）别名：鸡骨头花、黄饭花、蒙花珠、梦花、小锦花、疙瘩皮树花、都本盆（苗族）、豆嘎勒（苗族）、跟戛拉（傈僳族）。

（3）药物基原：为马钱科植物密蒙花的干燥花蕾及其花序。

（4）饮片特征：多为花蕾密集的花序小分枝，呈不规则圆锥状，表面灰黄色或棕黄色，密被茸毛，花蕾呈短棒状。质柔软，气微香，味微苦。以花蕾密集、色灰黄、茸毛多、无枝梗者为佳。

（5）性味归经：甘，微寒。归肝经。

（6）主要功用：清热养肝，明目退翳。①用于肝火上炎，目赤肿痛、羞明多泪、眼生翳障等症，常与菊花、木贼等同用。②若肝虚有热，目暗干涩，视物昏花，或生翳障者，可与枸杞子、沙苑子、菟丝子等药配伍。

（7）用法用量：煎服，3～9g。

（8）调剂须知：①肝经风热目疾不宜用。②常见混淆品有瑞香科植物结香的干燥花蕾。与正品的主要区别：结香的花蕾多散生或集结成半圆球状，表面密被淡黄绿色绢丝样茸毛，茸毛较长而密。

十二、青葙子

（1）处方用名：青葙子、青葙。

（2）别名：牛尾花子、野鸡冠花子、狗尾巴草、门实俄（傈僳族）。

（3）药物基原：为苋科植物青葙的干燥成熟种子。

（4）饮片特征：呈扁圆形，直径为 0.1～0.15cm。表面黑色或红黑色，光亮。置放大镜下观察，可见细网状花纹，中间隆起，侧边微凹处有种脐。种皮薄而脆。无臭，无味。以颗粒饱满、色乌黑、有光泽、干爽无杂质者为佳。

（5）性味归经：苦，微寒。归肝经。

（6）主要功用：清肝，明目，退翳。用于肝热目赤，眼生翳膜，视物昏花，肝火眩晕。常与决明子、密蒙花等配伍。此外，现代用于原发性高血压属于肝火亢盛证者，有一定的疗效。

（7）用法用量：煎服，9～15g。

（8）调剂须知：本品有扩散瞳孔的作用，故青光眼患者忌用。

十三、夜明沙

（1）处方用名：夜明沙。

（2）别名：天鼠屎、鼠法、石肝、黑砂星、蝙蝠粪、蝙蝠屎、檐老鼠屎。

（3）药物基原：为蝙蝠科动物东方蝙蝠等的干燥粪便。

（4）饮片特征：为长椭圆形的颗粒或已破碎成小块片，完整者两端微尖，长为 0.5～0.8cm，直径为 0.2～0.3cm。表面灰褐色至黑褐色，断面黄棕色至棕褐色，有的略具光泽。用放大镜观察，可见昆虫体的残骸。质松，易碎。气微。以干燥无砂土、色棕褐、质轻、嚼之无砂感，并有小亮点者为佳。

（5）性味归经：辛，寒。归肝经。

（6）主要功用：清肝明目，散瘀消积。用于目赤肿痛，白睛溢血，青盲，雀目，内外翳障等，可配伍黄连、黄芩、决明子、菊花、生地黄、牡丹皮、赤芍等清热凉血祛瘀之品；青盲，可与熟地黄、枸杞子等同用；雀目则与羊肝或猪肝同食。此外还可用于小儿疳积、瘰疬等。

（7）用法用量：煎服，3～9g。

（8）调剂须知：本品为动物粪便，入煎剂可成糊状，影响药汁，故调剂时应布包。

十四、蕤仁

（1）处方用名：蕤仁。

（2）别名：蕤子、蕤核、芮仁、内仁、马茄子、美仁子。

（3）药物基原：为蔷薇科植物蕤核或齿叶扁核木的干燥成熟果核。

（4）饮片特征：呈类椭圆形，稍扁，长为0.7～1cm，宽为0.6～0.8cm，厚为0.3～0.5cm。表面淡黄棕色或深棕色，有明显的网状沟纹，顶端尖，两侧不对称。质坚硬，种子扁平卵圆形，种皮薄，浅红棕色至红棕色，易剥落，子叶2片，乳白色，有油脂。气微，味微苦。以浅棕色、饱满肥实者为佳。

（5）性味归经：甘，微寒。归肝经。

（6）主要功用：养肝明目，疏风散热。用于目赤肿痛，睑弦赤烂，目暗羞明。本品为眼科要药。如治肝经风热的目赤肿痛，羞明多泪，可配伍菊花、秦皮、黄连内服；肝虚目昏多泪，配伍酸枣仁、五味子等；若肝肾不足之眼目昏暗，则配伍补益肝肾药。

（7）用法用量：煎服，5～9g。

（8）调剂须知：本品质地坚硬，调剂时应捣碎。

十五、寒水石

（1）处方用名：寒水石。

（2）别名：凝水石、方解石、白水石、凌水石、盐精水石、水石、冰石、鹊石、盐精石、泥精、盐枕、盐根、君西（藏族）、额莫-状西（蒙古族）。

（3）药物基原：为碳酸盐类矿物方解石的矿石，主要成分为$CaCO_3$。

（4）饮片特征：南寒水石（方解石）为不规则结晶状碎块，有棱角。表面白色或黄白色，多数透明，具云母样光泽。质硬，无臭、无味。以色白透明、有如含水状之光泽、击碎后呈方形具棱角者为佳。

（5）性味归经：辛、咸，寒。归心、胃、肾经。

（6）主要功用：清热降火，除烦止渴。①用于壮热烦渴，口干舌燥，牙痛，小便不利。可与其他泻火药同用。②用于小儿丹毒，皮肤热赤以及水火烫伤。可煅研细末调敷患处。

（7）用法用量：煎服，10～15g。外用适量。

（8）调剂须知：①本品难于煎出有效成分，调剂时打碎另包，嘱患者先煎。②另有两种寒水石：一种为北寒水石（红石膏），呈扁平块状，大小不等，粉红色或肉红色，凹凸不平，侧面有纵纹理。质硬，易砸碎。断面不平，细纤维状。有土腥气，无味，嚼之显粉性。另一种为硫酸盐类矿物芒硝的天然晶体，除上述功用外，还能利窍消肿，与滑石、冬葵子、车前子等同用，治湿热水肿。③本品寒性强，脾胃虚寒者忌服。

第二节　清热燥湿药

一、黄芩

（1）处方用名：黄芩、枯黄芩、枯芩、子黄芩、子芩、条黄芩、条芩、嫩黄芩、酒黄芩、酒芩、蒸黄芩、炒黄芩、黄芩炭。

（2）别名：老芩、片黄芩、片芩、淡黄芩、嫩芩、西芩、北芩、腐肠、空肠、内虚、黄文、印头、宿芩、元芩、苦督邮、空心草、山茶根、土金茶根。

（3）药物基原：为唇形科植物黄芩的干燥根。

（4）饮片特征：①生黄芩。切类圆形或不规则形的薄片，直径为0.5～2cm。外表皮黄棕色至棕褐色，切面黄棕色或黄绿色，具放射状纹理，有的中间部分呈暗棕色，也有的呈枯朽状或中空。质脆，易折断。气微，味苦。②酒炒黄芩。外表面棕褐色，切面黄棕色，有的可见焦斑，具焦香气而微带酒香。③黄芩炭。外表面黑褐色，质松，易断。折断面棕褐色。具焦香气，味苦。以粗壮、质坚、断面色黄、少枯朽者为佳。

（5）性味归经：苦，寒。归肺、胆、脾、大肠、小肠经。

（6）主要功用：清热燥湿，泻火解毒，止血，安胎。①用于湿温、暑温胸闷呕恶，湿热痞满，泻痢，黄疸。对于湿温、暑温胸闷呕恶等，多与化湿解暑药同用，如甘露消毒丹；湿热痞满，配清热燥湿、消痞止呕药，如半夏泻心汤；泻痢可用芍药汤或与黄连、葛根同用，如葛根芩连汤；黄疸则与栀子等利湿退黄药同用。②用于肺热咳嗽，高热烦渴。如清金丸、凉膈散、大柴胡汤、蒿芩清胆汤等。③用于痈肿疮毒，咽喉肿痛。常配伍清热解毒药；用于实热火毒、三焦热盛常与黄连、黄柏、栀子配伍，称黄连解毒汤；还有治疗大头瘟的普济消毒饮等。④用于血热吐衄，常配伍凉血止血药。⑤用于胎热不安，常与清热安胎药同用。

（7）用法用量：煎服，3～9g。

（8）调剂须知：①本品分枯芩（老芩）、条芩（子芩）。枯芩即生长年久的宿根，中有空洞，善清肺火；条芩为生长年限短的子根，内无空心，善清大肠之火，泻下焦湿热。调剂时应根据处方适应证或医生要求配付。②清热多生用，安胎多炒用，止血多炒炭用，清上焦热多酒炒用。③黄芩饮片切面有时为黄色，也有时为绿色。经研究发现：黄芩变绿色的原因是切制饮片时用冷水浸润软化药材所致。黄芩中的有效成分为黄芩苷，黄芩苷在一定温度和湿度条件下（冷水浸泡）被酶分解成黄芩素（5，6，7-三羟基黄酮），由于邻三羟基不稳定，容易被氧化变绿。黄芩变绿后，其作用降低。所以切制前应采用热水或蒸的办法让水解酶失去活性，同时使药材软化，以保存药效。④本品苦寒伤胃，脾胃虚寒、食少便溏患者不宜使用。⑤常见混淆品有同科植物滇黄芩、甘肃黄芩、粘毛黄芩等的根。与正品的区别：混淆品较小，老根木部不枯朽，断面常呈黄绿色，有的显层片状。

二、黄连

（1）处方用名：黄连、味连、川黄连、川连、真川连、上川连、雅川连、雅连、云连、鹰爪连、鸡爪连、鸡爪黄连、凤尾连、萸黄连、吴萸连、酒黄连、姜黄连、炒黄连、黄连炭、猪胆汁制黄连。

（2）别名：支连、元连、光连、王连、川中、云中、刁枝连、家连、家中、希喜（傈僳族）。

（3）药物基原：为毛茛科植物黄连、三角叶黄连或云连的干燥根茎。以上 3 种分别习称“味连”“雅连”“云连”。

（4）饮片特征：①生黄连。切不规则形薄片，直径 0.3～0.8cm。外表皮灰黄色至黄褐色。切面皮部棕色至暗棕色，木部金黄色或橙黄色，可见放射状纹理，髓部红棕色，有的中空。质坚脆，气微，味极苦。②酒炒黄连。外表皮棕褐色，切面木部棕黄色，有的可见焦斑，具焦香气而微带酒香。③姜汁炒黄连。外表皮棕色，切面木部棕黄色，有的可见焦斑，具姜气而微带焦香。④猪胆汁炒黄连。外表皮棕色，切面木部棕黄色，有的可见焦斑，微具焦香气而腥臭。⑤吴茱萸煎汁炒黄连。外表皮棕色，切面木部棕黄色，有的可见焦斑，微具焦香及辛辣香气。以粗壮、质坚、无残茎、无须根、断面金黄色、味极苦者为佳。

（5）性味归经：苦，寒。归心、脾、胃、肝、胆、大肠经。

（6）主要功用：清热燥湿，泻火解毒。①用于湿热痞满，呕吐吞酸，泻痢，黄疸，为治湿热泻痢要药。单用有效，或配伍木香（香连丸）；葛根、黄芩（葛根芩连汤）；或配伍白芍（芍药汤）。②用于高热神昏，心火亢盛，心烦不寐。方如黄连解毒汤、朱砂安神丸等。③用于血热吐衄，目赤，牙痛，消渴，痈肿疔疮；外治湿疹，湿疮，耳道流脓。可分别与凉血止血药清热解毒药等同用，或制成软膏、散剂外用，或煎汁点眼。此外，本品善清胃火，可用于胃火炽盛的呕吐，常与竹茹、橘皮、半夏同用；治牙痛，常与石膏、升麻、牡丹皮等同用；消谷善饥，常与生地黄同用；若肝火犯胃，肝胃不和而见胁肋胀痛、呕吐吞酸，可与吴茱萸同用，如左金丸。

（7）用法用量：煎服，2～5g。外用适量。

（8）调剂须知：①黄连生用清热燥湿、泻火解毒；炒用能降低寒性，使药性缓和。姜汁炙用于和胃止呕；酒炙清上焦火，用于目赤、口疮；猪胆汁炒泻肝胆实火；吴茱萸炒黄连用于肝胃不和、呕吐吞酸。调剂时应根据医生要求或处方适应证分别予以调配。②黄连内含小檗碱（黄连素），现有其片剂用于抗菌消炎、止泻痢。③本品为湿热证用药，不能与清虚热的胡黄连相互替代。④本品过服久服易伤脾胃，脾胃虚寒者忌用。阴虚津伤者慎用。⑤常见混淆品有同科植物唐松草（马尾连）、太白黄连（土黄连）、铁破锣（山黄连）等的根茎。与正品的区别：马尾连表面密生许多细根，状如“马尾”，栓皮层常脱落，断面可见黄色木心；土黄连表面有明显的环节及细纵纹，须根常呈棕黑色；山黄连表面稍带绿色，具纵纹及微突起的环纹，断面淡黄绿色，具蜡样光泽。3 种混淆品均不及正品味苦。

三、黄柏

（1）处方用名：黄柏、川黄柏、川柏、关黄柏、关柏、黄柏丝、盐炒黄柏、盐黄柏。

（2）别名：黄檗、檗皮、柏皮、元柏、美比蛮（侗族）。

（3）药物基原：为芸香科植物黄皮树和黄檗的干燥树皮。前者习称“川黄柏”，后者习称“关黄柏”。

（4）饮片特征：①生黄柏。切成丝片状，外表面淡棕色至棕黄色，内表面黄色至棕黄色。切面黄色、鲜黄色或稍带黄绿色，有的具裂片状分层。质坚。气微，味极苦，嚼之有黏性。②盐炙黄柏。表面棕黄色，有的具焦斑，略具焦香气，味苦、微咸。以皮厚、切面色鲜黄、味极苦者为佳。

（5）性味归经：苦，寒。归肾、膀胱经。

（6）主要功用：清热燥湿，泻火除蒸，解毒疗疮。①用于湿热泻痢，黄疸，带下，热淋，脚气，痿躄，长于清泻下焦湿热。可根据病情配伍。方如白头翁汤、栀子柏皮汤、易黄汤、二妙散等。②用于骨蒸劳热，盗汗，遗精，常与知母相须为用，并配伍滋阴降火药，如知柏地黄丸、大补阴丸。③用于疮疡肿毒，湿疹瘙痒。内服外洗均可。单用或与其他药物配伍使用。

（7）用法用量：煎服，3～12g。外用适量。

（8）调剂须知：①清热燥湿解毒宜用生黄柏；滋阴降火，用治阴虚火旺、盗汗骨蒸宜用盐炙黄柏。②在《药典》中，川黄柏与关黄柏已分别收载。其性味归经、功效应用、用法用量、使用注意等相同。但主要成分与小檗碱的含量有区别，川黄柏含量高于关黄柏。川黄柏一般未去外皮，而关黄柏多已除去外皮。③本品苦寒，容易损伤胃气，可引起腹泻、食欲降低，故脾胃虚寒者忌用。

四、龙胆

（1）处方用名：龙胆、龙胆草、胆草、苦龙胆草、草龙胆、坚龙胆、关龙胆、川龙胆、酒龙胆。

（2）别名：陵游、龙须草、鲁音-苏斯（蒙古族）。

（3）药物基原：为龙胆科植物条叶龙胆、龙胆和三花龙胆或坚龙胆的干燥根及根茎。前三种习称“龙胆”，后一种习称“坚龙胆”。

（4）饮片特征：多切成段。①龙胆。呈细圆柱形，直径 0.15～0.4cm。外表皮淡黄色至淡棕色，上部段可见显著的横皱纹。切面皮部黄白色或淡黄棕色，中心有筋脉花点（维管束）。根茎上端可见茎痕或茎基残留。气微，味甚苦。②坚龙胆。与龙胆的区别：表面无横纹，外皮膜质，易脱落，木部黄白色，易与皮部分离。以根茎短小、根粗壮、色黄棕、味极苦者为佳。

（5）性味归经：苦，寒。归肝、胆经。

（6）主要功用：清热燥湿，泻肝胆火。①用于湿热黄疸，阴肿阴痒，带下黄稠，阴囊肿痛，湿疹瘙痒。常配伍黄柏等清热燥湿药。②用于肝火头痛、目赤，耳聋、胁痛，口苦。与黄芩、栀子等组成龙胆泻肝汤。③用于肝经热盛，热极生风所致的高热惊厥、手足抽搐等，可配伍熄风止痉药。

（7）用法用量：煎服，3～6g。

（8）调剂须知：①本品有泻无补，不宜超量服和久服，否则可影响消化功能，也可能有头痛、头晕、心率减慢等现象。②本品苦寒，阴虚津伤、脾胃虚寒及无湿热实火者慎用。

五、秦皮

（1）处方用名：秦皮、北秦皮、秦白皮。

（2）别名：寻皮、蜡树皮、苦枥皮。

（3）药物基原：为木樨科植物苦枥白蜡树或白蜡树、尖叶白蜡树或宿柱白蜡树的干燥枝皮或干皮。

（4）饮片特征：切丝。外表皮灰黄色、灰棕色、褐绿色至黑棕色，稍平坦或粗糙，有的具龟裂状沟纹及圆形皮孔。内表面黄棕色至褐棕色，具细纵皱纹。切面黄棕色，质坚，气微，味苦。取本品，加热水浸泡，浸出液日光下显碧蓝色荧光。以栓皮薄、断面显层纹、味苦者为佳。

（5）性味归经：苦、涩，寒。归肝、胆、大肠经。

（6）主要功用：清热燥湿，收涩，明目。①用于热痢，泄泻，赤白带下。泻痢常配伍白头翁、黄连、黄柏等，如白头翁汤。赤白带下，常配伍燥湿止带药。②用于目赤肿痛，目生翳膜。可单用本品煎水洗眼，也可与菊花、黄连、龙胆草等同用。

（7）用法用量：煎服，6～12g。外用适量，煎洗患处。

（8）调剂须知：①混伪品有核桃楸皮，其表面可见三角状叶痕，折断面纤维性，层次结构不明显，味微苦。简便而准确的鉴别方法是核桃楸皮水浸出液日光下不显碧蓝色荧光。②本品苦寒，脾胃虚寒者忌用。

六、苦参

（1）处方用名：苦参、苦参片、炒苦参。

（2）别名：苦骨、山槐、牛人参、牛参、川参、野槐根、走宿（苗族）、道古勒—乌布斯（蒙古族）、狂起腊（傈僳族）。

（3）药物基原：为豆科植物苦参的干燥根。

（4）饮片特征：切类圆形或不规则形片，外表皮灰褐色至灰棕色，常见菲薄的外皮反卷或脱落。切面黄白色，具放射状纹理和裂隙，有的可见同心性环纹。质坚，气微，味极苦。以粗壮、不带芦头、无霉变、少须根、切面黄白色、味苦者为佳。

（5）性味归经：苦，寒。归心、肝、胃、大肠、膀胱经。

（6）主要功用：清热燥湿，杀虫，利尿。①用于热痢，便血，黄疸尿闭，单用或配伍木香等同用。②用于赤白带下，阴肿阴痒，湿疹，湿疮，皮肤瘙痒，疥癣麻风。现代临床常用于治疗滴虫性阴道炎。可根据病情需要配伍。

（7）用法用量：煎服，4.5～9g。外用适量，煎洗患处。

（8）调剂须知：①本品反藜芦，不能同用。②本品苦寒伤胃、伤阴，脾胃虚寒及阴虚津伤患者忌用或慎用。③现有苦参碱注射液用于临床，但有过敏反应的报道，应注意。

七、白鲜皮

（1）处方用名：白鲜皮、白鲜、白藓皮、藓皮、白藓。

（2）别名：北鲜皮、白膻、白羊鲜、古藓皮、先皮、八股牛（满族）。

（3）药物基原：为芸香科植物白鲜的干燥根皮。

（4）饮片特征：切厚片或短段，直径为 0.7～1.5cm。外表面灰黄色至淡灰黄色，具细纵皱纹及细根痕，常可见突起的颗粒状小点。内表面类白色。切面略呈层片状，剥去外层，日光下可见闪烁的小亮星。具羊膻气，味微苦。以皮肉厚、无木部、色灰白、羊膻气浓者为佳。

（5）性味归经：苦，寒。归脾、胃、膀胱经。

（6）主要功用：清热燥湿，祛风解毒。①用于湿热疮毒，黄水淋漓，湿疹，风疹，疥癣疮癞。复方配伍，内服外洗均可。还可用于风湿热痹。②用于黄疸尿赤。对因使用大量茵陈无效的急性黄疸型肝炎者较适宜。

（7）用法用量：煎服，4.5～9g。外用适量，煎汤洗或研粉敷。

（8）调剂须知：①本品主要用于皮肤病的治疗，内服外用均可。②虚寒证应慎用。③常见混淆品为芸香科植物狭叶白鲜皮的根或根皮和豆科植物锦鸡儿的根皮。与正品的主要区别：狭叶白鲜皮断面层片状结构不明显，无羊膻气；锦鸡儿具豆腥味。

八、椿皮

（1）处方用名：椿皮、臭椿皮。

（2）别名：椿根皮、樗根皮、樗白皮、樗皮、苦椿皮。

（3）药物基原：为苦木科植物臭椿的干燥根皮或干皮。

（4）饮片特征：①根皮。切丝或块片，外表面灰黄色或黄褐色，粗糙，可见多数纵向皮孔样突起及不规则纵、横裂纹。除去粗皮者显黄白色。内表面淡黄色，密布梭形小孔或小点。质硬而脆，断面外层颗粒性，内层纤维性，气微，味苦。②干皮与根皮的区别。呈不规则块片，外表面灰黑色，极粗糙，有深裂纹。以肉厚、块大、黄白色、不带外皮者为佳。

（5）性味归经：苦、涩，寒。归大肠、胃、肝经。

（6）主要功用：清热燥湿，收涩止带，止泻，止血。①用于湿热泻痢，久泻久痢。单用有效，或与诃子等同用。②用于赤白带下，常与黄柏同用，如樗树根丸。③用于崩漏，月经量多，便血痔血。可配伍黄柏、黄芩、白芍、龟板等或单用。此外，本品还能杀虫，内服治疗蛔虫腹痛，外洗治疗疥癣瘙痒。

（7）用法用量：煎服，6～9g。外用适量。

（8）调剂须知：有的地区，以楝科植物香椿的树皮或根皮应用，习称香椿皮，功效类同，但《药典》没有收载。

第三节　清热解毒药

一、金银花

（1）处方用名：金银花、银花、双花、双宝花、二花、忍冬花、鸳鸯花、银花炭。

（2）别名：二宝花、双苞花、金银针、金针、银针、机怡琥（白族）、吊坡（侗族）、挖金恩（瑶族）、奴要公（水族）、普西尾（傈僳族）。

（3）药物基原：为忍冬科植物忍冬的花蕾或带初开的干燥花。

（4）饮片特征：呈棒状，上粗下细，略弯曲，上部直径为0.3cm。表面黄白色或绿白色（久储色渐深），密被短柔毛。开放者花冠筒状，先端二唇形，雄蕊 5 个，附于筒壁，黄色；雌蕊 1 个，子房无毛。气清香，味淡、微苦。以花蕾多、色黄绿、形丰满、质重柔软、气清香、无枝叶杂质者为佳。

（5）性味归经：甘，寒。归肺、心、胃经。

（6）主要功用：清热解毒，凉散风热。①用于痈肿疔疮，喉痹，丹毒。为治一切痈肿疔疮阳证的要药。如治疗痈肿初起的仙方活命饮；治疗疔疮肿毒，红肿热痛，坚硬根深的五味消毒饮；治疗脱疽热毒炽盛的四妙勇安汤等，均以金银花为君药。②用于风热感冒，温病发热。常与清热解毒药如连翘等同用，方如银翘散。③用于热毒血痢便脓血者。单用有效，亦可与黄芩、黄连等配伍，以增强止痢效果。此外，金银花加水蒸馏可制成金银花露，有清热解暑的作用，也可用于暑热烦渴，咽喉肿痛，以及小儿热疮、痱子等。

（7）用法用量：煎服，6～15g。也可煎水外洗。

（8）附药：①山银花。为忍冬科植物灰毡毛忍冬、红腺忍冬或华南忍冬的花蕾或带初开的花。为《药典》新收载品种，与金银花同等入药，性味归经、功效应用、用法用量、使用注意同金银花。②忍冬藤。又名银花藤、鹭鸶藤、左缠藤、金银藤、银花秧，为忍冬的茎叶。其性味功效与金银花相似，兼通经络。但解毒作用不及金银花。

（9）调剂须知：①本品常与连翘相须配伍，常“银翘”并开，应同时配付金银花与连翘。②现代研究认为本品具有抗菌、抗病毒、抗真菌作用，对上呼吸道感染、热性病早期、菌痢、急性肠炎、阑尾炎、乳腺炎、肺脓肿、败血症、钩体病、荨麻疹、湿疹、胆道感染、泌尿系统和生殖系统感染、高脂血症、多种癌症有效。③一般生用，但治疗血痢时应炒炭用。④本品性寒，脾胃虚寒及气虚疮疡脓清者忌用。

二、连翘

（1）处方用名：连翘、青连翘、青翘、老翘、朱连翘（朱砂拌连翘）、朱翘心（朱砂拌连翘心）。

（2）别名：连轺、连召、连乔、连壳、元召、北召、落翘、墨旱莲、连翘壳、翘壳、空壳、黄寿丹、黄花杆、黄翘、大翘子、连翘心（种子入药）。

（3）药物基原：为木犀科植物连翘的干燥果实。果实初熟带绿时采摘、蒸熟晒干，称“青翘”；熟透时采摘、晒干，称“老翘”。

（4）饮片特征：呈长卵形至卵形，稍扁，有的裂成 2 瓣，直径为 0.5～1.3cm。表面有不规则的纵皱纹及多数突起的小斑点，两面各有一条显明的纵沟，顶端锐尖。青翘多不开裂，表面绿褐色，突起的小斑点较少。老翘自顶端开裂或裂成两瓣，表面黄棕色或红棕色。质脆，种子多数，黄绿色或棕色。气微香，味苦。“青翘”以色墨绿、无枝梗、不开裂者为佳。“老翘”以色黄、瓣大、壳厚、无种子、无枝梗者为佳。一般认为以“青翘”质量为好。

（5）性味归经：苦，微寒。归肺、心、小肠经。

（6）主要功用：清热解毒，消痈散结，疏散风热。①用于痈疽，瘰疬，乳痈，丹毒。能散气血凝聚，兼消痈散结之功，故有“疮家圣药”之称。常与清热解毒药物同用。②用于风热感冒，温病初起，温热入营，高热烦渴，神昏发斑。配伍金银花、薄荷、牛蒡子等，方如银翘散。亦如治疗温热入营的清营汤等。③用治热淋尿闭，多与竹叶、木通、白茅根等利尿通淋药同用。

（7）用法用量：煎服，6～15g。

（8）调剂须知：①本品常与金银花相须为用，常“银翘”并开，应分别调配。②本品可用朱砂拌（种子多用）习称朱连翘，飞朱砂用量一般为1%。③连翘虽为“疮家圣药”，但性味苦寒，脾胃虚寒及气虚脓清者不宜用。

三、蒲公英

（1）处方用名：蒲公英、公英。

（2）别名：卜公英、仆公英、仆公罂、黄花地丁、黄花草、黄花三七、婆婆丁、奶汁草、锐务骂（苗族）、窝欧吾（苗族）、蛙本反（苗族）、骂菩姑（侗族）、飞落伞（土家族）。

（3）药物基原：为菊科植物蒲公英、碱地蒲公英或同属数种植物的干燥全草。

（4）饮片特征：切段。根头部较膨大，可见横环纹及棕色叶基。叶占大部分，多破碎或皱缩，灰绿色至暗绿色，完整叶展平后呈羽状分裂，全缘或有疏齿，头状花序球形，直径 1cm，黄褐色，苞片披针形，花细长，黄褐色，花冠常脱落，冠毛细丝状，白色，果实细小。气微，味微苦。以叶多、黄绿色、根完整、无杂质者为佳。

（5）性味归经：苦、甘，寒。归肝、胃经。

（6）主要功用：清热解毒，消肿散结，利尿通淋。①用于疔疮肿毒，乳痈，瘰疬，咽痛，肺痈，肠痈。主治内外热毒疮痈诸证，兼能通经下乳，为治疗乳痈良药。疔疮肿毒可与金银花等配伍，如五味消毒饮。其他疾病可随证配伍。②用于湿热黄疸，热淋涩痛。单用有效，亦可与其他药物配伍使用。此外，尚能清肝明目用治肝火上炎引起的目赤肿痛，可单用取汁点眼，或浓煎内服，如《医学衷中参西录》一味蒲公英汤。亦可配入菊花、夏枯草、黄芩等复方使用。

（7）用法用量：煎服，9～15g。外用鲜品适量捣敷或煎汤熏洗患处。

（8）调剂须知：①本品可服可敷，善治一切疔疮、痈肿疮疡、红肿热毒证，尤善治乳痈乳疖，红肿坚块。②用量过大，可致缓泻。亦可引起过敏反应，其症状为全身发热、瘙痒、荨麻疹等，应引起注意。

四、紫花地丁

（1）处方用名：紫花地丁、地丁。

（2）别名：紫地丁、地丁草、兔耳草、箭头草、犁头草、骂麻剃（侗族）。

（3）药物基原：为堇菜科植物紫花地丁的干燥全草。

（4）饮片特征：切段。根长圆锥形，直径为 0.1～0.3cm。叶多破碎或皱缩，灰绿色至暗绿色，基部截形或稍心形，边缘具钝锯齿，两面有毛，叶柄细长。花茎纤细，花紫色或淡棕色。蒴果椭圆形或 3 裂，种子多数，淡棕色。气微，味微苦而稍黏。以身干、根黄、叶绿、花紫、无杂质者为佳。

（5）性味归经：苦、辛，寒；归心、肝经。

（6）主要功用：清热解毒，凉血消肿。①用于疔疮肿毒，痈疽发背，丹毒。尤以治疗毒为长。常与金银花、野菊花、天葵子、蒲公英同用，方如五味消毒饮。②用于毒蛇咬伤，可用鲜品捣汁内服，亦可配伍雄黄少许，捣烂外敷。此外，还可用于肝热目赤肿痛，常与菊花、蝉蜕等配伍。

（7）用法用量：煎服，15～30g。外用鲜品适量，捣烂敷患处。

（8）调剂须知：①以地丁为名者，除了紫花地丁外，还有苦地丁（罂粟科植物紫堇）、甜地丁（豆科植物米口袋）等，虽然其功用有类似之处，但也不完全相同，调剂时应注意鉴别。②本品善治痈肿疔毒，但其性苦寒，漫肿无头之阴疽及体质虚寒者忌服。③常见混淆品有同科植物白花地丁、犁头草的干燥全草。上述药物与正品的主要区别：白花地丁花为白色；犁头草叶为卵形至三角状卵形，基部心形。

五、野菊花

（1）处方用名：野菊花、野菊、野黄菊。

（2）别名：苦薏、池菊、路边菊、锐赊庙（苗族）、窝汉松（苗族）、海菊丽（侗族）、骂海

（水族）。

（3）药物基原：为菊科植物野菊的干燥头状花序。

（4）饮片特征：呈类球形，直径为0.3～1cm。棕黄色，总苞由4～5层组成，外层苞片卵形或条形，通常被白毛，边缘膜质。内层苞片长椭圆形，膜质，外表面无毛。舌状花1轮。黄色至棕黄色，皱缩卷曲；管状花多数，深黄色。体轻。气芳香，味苦。以花朵完整、色泽鲜黄、气香、枝梗少者为佳。

（5）性味归经：苦、辛，微寒。归肝、心经。

（6）主要功用：清热解毒。①用于治疗疖痈肿、丹毒。可单用，内服或捣鲜品敷患处。或与蒲公英、紫花地丁、金银花等配伍，如五味消毒饮。②用于热毒上攻之咽喉肿痛、目赤肿痛、头痛眩晕等症。咽喉肿痛常配伍蒲公英、紫花地丁、连翘等。目赤肿痛，常配伍金银花、密蒙花、夏枯草等，如《经验方》金黄洗肝汤。此外，本品内服并煎汤外洗可用于治疗湿疹所致皮肤瘙痒。

（7）用法用量：煎服，9～15g。外用适量，煎汤外洗或制膏外涂。

（8）调剂须知：①本品攻伐力较强，对于气虚、脾胃虚寒、食少便溏者应慎用。②本品与菊花，其来源和功用不同，缺药时不能相互代用。

六、穿心莲

（1）处方用名：穿心莲、一见喜。

（2）别名：川心莲、苦胆草、四方莲、榄核莲、斩蛇剑。

（3）药物基原：为爵床科植物穿心莲的干燥地上部分。

（4）饮片特征：切段。茎呈方柱形，灰绿色，多分枝，节处膨大。叶多皱缩或破碎，上表面绿色，下表面灰绿色，两面光滑，先端渐尖，基部楔形下延，全缘或微波状。气微，味极苦。以叶多、色绿、无杂质、味极苦者为佳。

（5）性味归经：苦，寒。归心、肺、大肠、膀胱经。

（6）主要功用：清热解毒，凉血，消肿。①用于感冒发热，咽喉肿痛，口舌生疮，顿咳劳嗽等症。②用于湿热泻痢，热淋涩痛，湿疹瘙痒。③用于痈肿疮毒，毒蛇咬伤。可以本品单独使用或与其他药配伍，临床应用的还有穿心莲片和其提取物制成的注射剂。

（7）用法用量：煎服，6～9g。外用适量。

（8）调剂须知：①煎剂易致呕吐。脾胃虚寒者不宜用。②内服时可见头晕眼花、视物不清、过敏性休克、皮疹、瘙痒、气急、胸闷、心慌、恶心呕吐、面色苍白、四肢冷、血压下降、神志不清等不良反应。曾有穿心莲片剂、针剂引起药疹、过敏性休克乃至死亡的报道，应予注意。

七、大青叶

（1）处方用名：大青叶。

（2）别名：大青、板蓝叶、蓝靛叶、靛青叶。

（3）药物基原：为十字花科植物菘蓝干燥叶。

（4）饮片特征：切段。叶片表面暗灰绿色，有的可见色较深的突起小点，叶缘全缘或微波状，基部狭窄下延至叶柄呈翼状。叶柄淡棕黄色。气微，味微酸、苦、涩。以身干、完整、无黄叶、烂叶者为佳。

（5）性味归经：苦，寒。归心、胃经。

（6）主要功用：清热解毒，凉血消斑。①用于温邪入营，高热神昏，发斑发疹，黄疸，热痢，痄腮。常与栀子等同用。②用治风热表证，温病初起而见发热头痛、口渴咽痛等症，常与金银花、连翘、牛蒡子等药同用。③用于喉痹口疮，丹毒，痈肿。单用有效，也可与其他药物配伍。

（7）用法用量：煎服，9～15g。

（8）附药：蓼大青叶，为蓼科植物蓼蓝的干燥叶。《药典》中另行收载，性味、功用基本类同。用量9～15g，外用鲜品适量，捣烂敷患处。

（9）调剂须知：①大青叶、板蓝根、青黛均来源于同一种植物，分别为叶、根和叶的加工品，在性能应用上有相似之处，常相须配伍使用；现代研究三者具有抗病毒作用。②大青叶除了菘蓝、蓼蓝外，临床习用的还有马鞭草科植物路边青、爵床科植物马蓝的叶，但《药典》2005版没有收载。③本品苦寒，脾胃虚寒患者忌用。

八、板蓝根

（1）处方用名：板蓝根、蓝根、菘蓝根。

（2）别名：兰根、板兰根、靛青根、蓝靛根、大青根。

（3）药物基原：为十字花科植物菘蓝的干燥根。

（4）饮片特征：切类圆形厚片。直径为0.3～1cm。外表面淡灰黄色至淡棕黄色，可见纵皱纹及皮孔，有的具须根痕。切面皮部黄白色，木部黄色，有的可见放射状裂隙，形成层环明显。气微，味微甜后苦涩。以粗壮、外色浅灰、内色黄白、粉性足者为佳。

（5）性味归经：苦，寒。归心、胃经。

（6）主要功用：清热解毒，凉血利咽。主要用于温毒发斑、舌绛紫黯，痄腮，喉痹，烂喉丹痧，大头瘟疫，丹毒，痈肿等多种热毒炽盛病证。本品有类似于大青叶的清热解毒凉血之功，而更以解毒利咽散结见长。如用于外感风热之发热头痛或温病初起有上述症状者，常与金银花、连翘、荆芥等同用；治大头瘟疫而见头面红肿、咽喉不利等症，常配伍玄参、连翘、牛蒡子等，如普济消毒饮。现代研究证实其抗病毒作用较好。

（7）用法用量：煎服，9～15g。

（8）附药：南板蓝根。为爵床科植物马蓝的干燥根茎及根。《药典》中另行收载，性味功用基本类同。

（9）调剂须知：①本品与大青叶、青黛来源上既有联系又有区别。②本品性味苦寒，非热证不宜使用，亦不宜将板蓝根制剂作为抗感冒的常规药物应用。脾胃虚寒患者应忌用。长期内服可致食欲减退、体瘦、神疲少动、吐清涎、腹泻、腹痛、腹胀、呕吐等不良反应。③有报道称：板蓝根注射液肌内注射可致过敏，躯干、四肢出现紫色斑块或散在性皮疹、胸闷、心慌等，应予关注。④本品存储不当易变色变质，应注意防潮、防霉、防虫。

九、青黛

（1）处方用名：青黛、青黛粉。

（2）别名：建青黛、建代、靛花、靛蓝花、靛沫、蓝靛、淀花、青缸花、青缸粉、青蛤粉、靛沫花。

（3）药物基原：为爵床科植物马蓝、蓼科植物蓼蓝或十字花科植物菘蓝的叶或茎叶经加工制得的干燥粉末或团块。

（4）饮片特征：为深蓝色粉末，体轻，易飞扬。或呈不规则多孔性团块，用手搓捻即成细末。微火灼烧有紫红色烟雾发生。微具草青气，味淡。以紫蓝色、质轻者为佳。

（5）性味归经：咸，寒。归肝经。

（6）主要功用：清热解毒，凉血，定惊。①用于温毒发斑，血热吐衄。常与清热凉血药同用。②用于口疮，痄腮，喉痹，火毒疮疡。可用本品配伍冰片少许调敷，或与黄芩、板蓝根等解毒散结药同用。③用于胸痛咯血，常与海蛤粉同用。重症可与栀子等同用，如咯血方。④用于暑热惊痫，小儿惊风抽搐。常与解暑药或熄风止痉药同用。

（7）用法用量：内服 1.5～3g，宜入丸、散用。外用适量。

（8）调剂须知：①本品与大青叶、板蓝根来源上既有联系又有区别。详见大青叶“调剂须知”项。②现代研究表明：其内含的主要抗癌活性成分——靛玉红，通过影响细胞核酸代谢，直接杀伤癌细胞。治疗白血病患者，电子显微镜观察发现：外周血白细胞骤然下降时，骨髓中大量幼稚细胞变性坏死，并不影响骨髓中成熟中性粒细胞、红细胞、淋巴细胞及单核细胞。与常用的化疗药不同，靛玉红具有一定的治疗选择性。③本品难溶于水，宜入丸、散用；入汤剂时应另包，嘱患者冲服或布包入煎。④本品性寒，胃寒患者慎用。

十、大血藤

（1）处方用名：大血藤、红藤、活血藤。

（2）别名：红血藤、血藤、血木通、血通、花血藤、大活血、过血藤、半血莲、红皮藤、尿格内（阿昌族）、瓦格瑶热（德昂族）、教亚（侗族）、五花血藤（水族）。

（3）药物基原：为木通科植物大血藤的干燥藤茎。

（4）饮片特征：多切成厚片，直径为 1～3cm。表面灰棕色，粗糙，外皮常呈鳞片状脱落，剥落处显暗红棕色。质硬，切面皮部红棕色，有数处向内嵌入木部，木部黄白色，可见多数细孔状导管，射线呈放射状排列。气微，味微涩。以粗壮、质坚体轻、红棕色射线明显者为佳。

（5）性味归经：苦、平。归大肠、肝经。

（6）主要功用：清热解毒，活血，祛风。①用于肠痈腹痛。为治肠痈要药，也可用于其他热毒疮疡。常与金银花、连翘等清热解毒药同用。②用于经闭痛经，风湿痹痛，跌打肿痛。可分别配伍。

（7）用法用量：煎服，9～15g。

（8）调剂须知：①为治疗肠痈的要药。②本品具有活血作用，孕妇应慎用。③有以本品作鸡血藤应用者，但功用有别，鸡血藤以补血见长，调剂时应注意区别。

十一、鱼腥草

（1）处方用名：鱼腥草、蕺菜。

（2）别名：紫背鱼腥草、臭根草、臭草、臭菜、腥草、侧耳根、折耳根、狗耳草、臭灵丹、笔色（白族）、些粗（白族）、粑歪（布朗族）、马哇（毛难族）、锐都（苗族）、尚吻（侗族）、汁儿根（土家族）、骂伟邯（水族）、擦败俄（傈僳族）。

（3）药物基原：为三白草科植物蕺菜的新鲜全草或干燥地上部分。

（4）饮片特征：切段，茎圆柱形，常已压扁，直径为 0.2～0.3cm。外表面棕黄色至棕色，具纵棱和节，有的节上残留须根。叶占大部分，多皱缩或破碎，暗绿色至褐绿色，叶脉上有毛。穗状花序顶生，淡黄棕色。气微，搓揉后有鱼腥气，味微涩。以叶多、色灰绿、有花穗、鱼腥味浓者为佳。

（5）性味归经：辛，微寒。归肺经。

（6）主要功用：清热解毒，消痈排脓，利尿通淋。①用于肺痈吐脓，痰热喘咳。常与芦根等配伍。②用于痈肿疮毒，常与野菊花、蒲公英、金银花等清热解毒药同用；亦可单用鲜品捣烂外敷。③用于热淋，常与车前草、白茅根、海金沙等药同用。此外，本品又能清热止痢，可用治湿热泻痢。

（7）用法用量：煎服，15～25g。外用适量，捣敷或煎汤熏洗患处。

（8）调剂须知：①本品含挥发油，不宜久煎。②为治疗肺痈的要药。③本品药食两用，应用安全，但也有使用本品注射液肌内注射可致大疱性表皮坏死或过敏性休克的报道（目前，鱼腥草注射液已暂停使用），应引起注意。

十二、金荞麦

（1）处方用名：金荞麦、野荞麦。

（2）别名：荞麦三七、开金锁、金锁银开、钱脚将军草、万年荞、天荞麦、天荞麦根、透骨消、阿梅棍（苗族）、蛙抱有（苗族）、茹敬鲁（苗族）、骂求（侗族）、桑别达雌（基诺族）。

（3）药物基原：为蓼科植物金荞麦的干燥根茎。

（4）饮片特征：多切成厚片，直径为 1～4cm。表面棕褐色，有横向环节及纵皱纹，密布点状皮孔，并可见凹陷的圆形须根及残存须根。质坚硬，切面淡黄白色或淡棕红色，有放射状纹理，中央髓部色较深。气微，味微涩。以片大、质坚、干燥无泥土等杂质者为佳。

（5）性味归经：微辛、涩、凉。归肺经。

（6）主要功用：清热解毒，排脓祛瘀，清肺化痰。①用于肺痈，单用水或黄酒煎服或配芦根、鱼腥草、薏苡仁、桃仁等同用。②用于麻疹、肺炎，扁桃体周围脓肿。可与鱼腥草、矮地茶、射干等配伍。

（7）用法用量：煎服，15～45g。用水或黄酒隔水密闭炖服。

（8）调剂须知：本品在药房调剂尚不普遍。

十三、败酱草

（1）处方用名：败酱草、败酱。

（2）别名：苦菜、鹿肠、鹿熟、鹿首、马草、泽败、鹿酱、酸益、野苦菜、苦猪菜、苦斋公、苦斋、豆豉草、豆渣草、白苦爹、苦苴。

（3）药物基原：为败酱科植物黄花败酱、白花败酱的干燥带根全草。

（4）饮片特征：①黄花败酱：切段，茎圆柱形，直径为 0.2～0.8cm。黄绿色至黄棕色，节明显，下部段可见倒生粗毛。质脆，切面中部有髓，有的中间有小空洞。叶对生，叶片薄，多皱缩，完整叶呈羽状深裂，裂片边缘有粗锯齿，叶柄短或近无柄。气特异，有陈腐的豆酱气，味微苦。②白花败酱：与黄花败酱近似，不同之处是茎不分枝，切面多中空或虽有髓但中有较大孔洞，茎生叶多不分裂，叶有柄。以根茎长、叶多、色绿、败酱气味浓者为佳。

（5）性味归经：辛、苦，微寒。归胃、大肠、肝经。

（6）主要功用：清热解毒，消痈排脓，祛瘀止痛。①用于肠痈腹痛，肺痈吐脓，痈肿疮毒。肠痈初起，配金银花、蒲公英等；肠痈脓已成则与薏苡仁、附子等同用，如薏苡附子败酱散。肺痈吐脓，痈肿疮毒，可分别配伍。②用于产后瘀阻腹痛。可单用煎服，或与五灵脂、香附、当归等药同用。

（7）用法用量：煎服，6～15g。

（8）附药：墓头回，为败酱科植物异叶败酱及糙叶败酱的根。味辛、苦，性微寒。效用与败酱草相似，兼有止血、止带的功效，临床多用于治疗崩漏下血、赤白带下等症。用法用量同败酱草。

（9）调剂须知：①本品为治疗肠痈的要药。②性味苦寒，脾胃虚弱及食少泄泻患者忌服。

十四、射干

（1）处方用名：射干、射干片、嫩射干。

（2）别名：乌扇、寸干、寸甘、开喉箭、扁竹、扁竹兰、地扁竹、山蒲扇、金蝴蝶、乌蒲、黄远、夜干、乌吹、草姜、鬼扇、凤翼、野萱花、较剪草、黄花扁蓄、开喉剑、黄知母、冷水丹、冷水花、金绞兰、紫良姜、铁扁担、窝赊巴（苗族）、铁搜（土家族）、上山虎（水族）。

（3）药物基原：为鸢尾科植物射干的干燥根茎。

（4）饮片特征：切不规则形或长条形薄片，直径为0.7～2cm。外表皮棕黄色至黄褐色，皱缩，具残留的须根或须根痕，有的可见细密环纹。切面黄色，颗粒性，具散在的筋脉小点。气微，味苦、微辛。以粗壮、质硬、断面黄色、味苦者为佳。

（5）性味归经：苦，寒。归肺经。

（6）主要功用：清热解毒，消痰，利咽。①用于热毒痰火郁结，咽喉肿痛。可单用，捣汁含咽，或以醋研汁噙，引涎出即可；亦可与黄芩、桔梗、甘草等同用。②用于痰涎壅盛，咳嗽气喘。常与清热化痰药同用。

（7）用法用量：煎服，3～9g。

（8）附药：川射干，又名鸢尾、蓝蝴蝶、扁竹。为鸢尾科植物鸢尾的干燥根茎。本品以前被认为是射干的混淆品，现已列为《药典》新收载品种，其性状特点是断面常呈淡黄白色，气味较弱，微苦辛。性味苦寒，能清热解毒，消痰利咽。用于咽喉肿痛，痰咳气喘。用量为6～10g。

（9）调剂须知：本品临床上常用于喉痹、咳喘。

十五、山豆根

（1）处方用名：山豆根、广豆根、豆根、粉豆根。

（2）别名：苦豆根、黄结、解毒。

（3）药物基原：为豆科植物越南槐的干燥根及根茎。

（4）饮片特征：切类圆形或不规则形厚片，直径为 0.5～1.5cm。外表皮棕褐色至暗褐色，具纵皱纹，有的可见皮孔。切面皮部淡棕黄色至淡棕色，木部淡黄色，有的可见棕色环纹或髓部。质坚硬，气微，味极苦。以粗壮、质硬、味极苦者为佳。

（5）性味归经：苦、寒；有毒。归肺、胃经。

（6）主要功用：清热解毒，消肿利咽。①用于火毒蕴结，咽喉肿痛。轻者可单用本品，水煎服或含漱；重者与板蓝根、射干等配伍。②用于胃火上炎引起的牙龈肿痛、口舌生疮等症，可单用本品煎汤漱口，或与石膏、黄连、升麻、牡丹皮等同用。此外，本品还可用于湿热黄疸，肺热咳嗽，痈肿疮毒等病症。近年来，用于治疗钩端螺旋体病及早期肺癌、喉癌、膀胱癌等均有一定的疗效。本品对慢性迁延性肝炎也有一定的疗效。

（7）用法用量：煎服，3～6g。

（8）附药：北豆根，又名野豆根、西豆根、黄香条。为防己科植物蝙蝠葛的干燥根茎。苦，寒；有小毒。归肺、胃、大肠经。清热解毒，祛风止痛。除用于咽喉肿痛、肠炎痢疾、风湿痹痛外，近年发现还兼有降压、镇咳、祛痰及抗癌作用。

（9）调剂须知：①豆根有山豆根与北豆根的不同，调剂时多配付山豆根。②山豆根与北豆根来源不同，毒性有大小，审方调剂时要特别注意名称及用量，并按要求调配，必要时与医生协商处理。③本品生药水煎剂及醇浸液能使肿瘤所致的腹腔积液减少，癌细胞破坏增多，血中白细胞数增加，对肿瘤组织培养液内淋巴瘤、骨髓瘤及白血病细胞株有显著抗癌作用，并可增强网状内皮系统廓清功能，促进免疫形成。其紫檀素、红车轴草苷对癌细胞有直接杀伤作用。国外大量研究表明，广豆根水提物对肿瘤坏死因子的产生有启动和诱出作用，将是诱导体内产生肿瘤坏死因子的理想药物。④本品大苦大寒，过量服用易引起呕吐、腹泻、胸闷、心悸等不良反应，可服淘米水或甘草水解。调剂时另包，嘱患者先煎去泡沫后再与其他药同煎。北豆根煎服过量也可致中毒，出现上腹胀痛、恶心呕吐、大汗乏力、抽搐、血压下降、脑神经损伤、上消化道出血等。⑤脾胃虚寒患者慎用。⑥常见混淆品有豆科植物多花木蓝、陕甘木蓝、苏木蓝、二色胡枝子，以及紫金牛科植物百两金等的根或根茎。与正品的主要区别：混淆品表面灰黄色或灰褐色，有的栓皮呈鳞片状剥落，质硬，难折断，断面黄白色，苦味不及山豆根。

十六、金果榄

（1）处方用名：金果榄。

（2）别名：金苦榄、金古榄、九牛胆、九龙胆、青牛胆、苦牛胆、九龙子、地苦胆、天鹅蛋、金银袋、地蛋、破石珠、山茨菇、黄金古、雪里开、玉锁匙、金锁匙、恩鳖（崩龙族）、颠卢（傣族）、投撇（水族）、血乔（侗族）、黄金壮（侗族）、破岩尖（侗族）、尚九牛（侗族）。

（3）药物基原：为防己科植物青牛胆或金果榄的干燥块根。

（4）饮片特征：切类圆形或不规则形片，直径1.5～4cm。外表皮灰黄褐色至暗褐色，皱缩，凹凸不平。切面黄白色至淡黄色，具灰褐色likes列稀疏的放射状纹理，有的具裂隙。质坚，气微，味苦。以个大、质硬、断面黄白色、味苦者为佳。

（5）性味归经：苦，寒。归肺、大肠经。

（6）主要功用：清热解毒，利咽，止痛。用于咽喉肿痛，痈疽疔毒，泄泻，痢疾，脘腹热痛。单用或与其他药物配伍使用。

（7）用法用量：煎服，3～9g。外用适量，研末吹喉或醋磨涂敷患处。

（8）调剂须知：脾胃虚寒者慎用。

十七、马勃

（1）处方用名：马勃、净马勃、大马勃。

（2）别名：灰包菌、灰菌、灰包、灰菰、轻马勃、酥马勃、马勃绒、马屁勃、马屁包、牛屎菇、药苞、人头菌、牛屎菌、大气菌、鸡肾菌、地烟、酥马卜、马卜、勾西斗（苗族）、基喷（苗族）、敬补痴（苗族）、马粪包（土家族）。

（3）药物基原：为灰包科真菌脱皮马勃、大马勃与紫色马勃的干燥子实体。

（4）饮片特征：呈小块状，黄褐色、棕褐色或紫褐色，用手撕之，如棉絮状，并有粉末状孢子飞扬，手捻之有滑腻感。置火焰上轻轻抖动，可见火星飞扬，熄后产生大量白烟。质松泡，富弹性，臭似尘土，无味。以个大、皮薄、体松、饱满、质软、棕色者为佳。

（5）性味归经：辛、平。归肺经。

（6）主要功用：清肺利咽，止血。①用于风热郁肺之咽痛，咳嗽，音哑；常用于解毒利咽，为治疗咽喉肿痛的常用药。②外治鼻衄，创伤出血。

（7）用法用量：煎服，1.5～6g，布包入煎。外用适量，敷患处。

（8）调剂须知：本品内含大量粉末状孢子，在调剂时应以纱布包后入煎。

十八、锦灯笼

（1）处方用名：锦灯笼。

（2）别名：金灯笼、挂金灯、王母珠、洛神珠、叶下灯、金灯、天泡果、酸浆果、酸浆实、酸浆。

（3）药物基原：为茄科植物酸浆的干燥宿萼或带果实的宿萼。

（4）饮片特征：略呈灯笼状，多压扁，长为3～4.5cm，宽为2.5～4cm。表面橙红色至橙黄色，有5条明显的纵棱，棱间有网状细脉纹。体轻，质柔韧，中空，或内有棕红色至橙红色果实，种子多数。气微，宿萼味苦；果实味甘、微酸。以灯笼状宿萼厚实、柔韧、干燥无杂质者为佳。

（5）性味归经：苦，寒。归肺经。

（6）主要功用：清热解毒，利咽，化痰，利尿。用于咽痛音哑，痰热咳嗽，小便不利。均可煎汤内服；咽痛音哑，亦可研末加冰片少许，吹喉。外治天疱疮，湿疹。鲜品捣烂外敷或干品研末油调敷。

（7）用法用量：煎服，5～9g。外用适量，捣敷患处。

（8）调剂须知：①本品可全草入药，其功用基本类同，但《药典》只收载宿萼或带果实的宿萼。②本品在药房调剂尚不普遍。

十九、朱砂根

（1）处方用名：朱砂根。

（2）别名：开喉箭、大罗伞、金鸡爪、凤凰肠、老鼠尾、石青子、地杨梅、散血丹、浪伞根、高脚罗伞、土丹皮、金锁匙、三条根、三两金、高茶风、铁凉伞、雪里开花、金鸡凉伞、大凉伞、凤凰翔、红铜盘、高脚铜盘、青红草、硬脚金鸡、珍珠伞、桂笃油、真珠凉伞、锐拉老（苗族）、加比利吉（苗族）、整神（傈僳族）。

（3）药物基原：为紫金牛科植物朱砂根的干燥根。

（4）饮片特征：切段。直径为0.2～1cm。表面灰棕色或灰褐色，可见纵皱纹、横向或环状断裂痕，皮部与木部易分离。质硬而脆。切面皮部占1/3～1/2，类白色或粉红色，外侧有紫红色斑点散在，习称“朱砂点”，木部黄白色。气微，味微苦，有刺舌感。以粗大、皮部厚、朱砂点多、刺舌感强者为佳。

（5）性味归经：微苦、辛，平。

（6）主要功用：解毒消肿，活血止痛，祛风除湿。用于咽喉肿痛。单用或与清热解毒利咽药物同用。用于风湿痹痛，跌打损伤。单用浸酒或与其他药物同用。

（7）用法用量：3～9g。

（8）调剂须知：①本品为《药典》新收载的品种，但未列“归经”项。②本品在药房调剂尚不普遍。

二十、青果

（1）处方用名：青果、广青果、橄榄。

（2）别名：甘榄、忠果、谏果、白榄、黄榄、青橄榄。

（3）药物基原：为橄榄科植物橄榄的干燥成熟果实。

（4）饮片特征：呈纺锤形，两端钝尖，直径为 1～1.5cm。表面棕黄色或黑褐色，有不规则皱纹。果肉灰棕色或棕褐色，质硬。果核梭形，暗红棕色，具纵棱，内分 3 室，各有种子 1 粒。气微，果肉味涩，久嚼微甜。以干燥、坚实、无空心者为佳。

（5）性味归经：甘、酸，平。归肺、胃经。

（6）主要功用：清热，利咽，生津，解毒。用于咽喉肿痛，咳嗽，烦渴。单用有效，可煎汤代茶饮，现代还用来防治流行性感冒或上呼吸道感染，或与其他药物配伍。亦可用于鱼蟹中毒，捣烂取汁服用。

（7）用法用量：煎服，4.5～9g。

（8）调剂须知：①本品应捣碎入煎。②青果与西青果虽都可用于咽痛，但来源不同：青果为橄榄科植物橄榄的干燥成熟果实，偏于解毒，止咳；西青果为使君子科植物诃子或绒毛诃子的干燥幼果，善治音哑。调剂时要注意区别。

二十一、千里光

（1）处方用名：千里光。

（2）别名：千里及、千里明、千里急、九里光、九龙明、九里明、九岭光、九龙光、百花草、七里光、一扫光、眼明草、金钗草、天青红、白苏杆、箭草、青龙梗、木莲草、黄花演、黄花母、黄花枝草、黄花草、软藤黄花草、不故射（苗族）、窝与那（苗族）、奴王或（侗族）、九灵光（土家族）、尼所（水族）、木把莫（傈僳族）。

（3）药物基原：为菊科植物千里光的干燥全草。

（4）饮片特征：切段。全体有毛，茎占大部分，圆柱形，直径为 0.2～0.5cm，外表面黄褐色至棕褐色，具纵棱线。切面淡黄色，中央有白色髓部。叶片多破碎，边缘有浅锯齿或呈微波状。质坚，气微，味微苦、微涩。以叶多、色绿者为佳。

（5）性味归经：苦、辛，寒。

（6）主要功用：清热解毒，明目退翳，祛风止痒。用于风热感冒，咽喉肿痛，黄疸，烂弦风眼，目赤肿痛，翳膜遮睛，赤白下痢，急性肠炎，疮疖疔毒，毒蛇咬伤，湿疹，皮炎，荨麻疹等。

单用有效，也可与其他药物配伍使用。可煎水内服或外洗。

（7）用法用量：煎服，9～15g；鲜品加倍。外用适量，煎水洗患处。

（8）调剂须知：本品在药房调剂尚不普遍。

二十二、绵马贯众

（1）处方用名：绵马贯众、贯众、贯众炭、绵马贯众炭。

（2）别名：贯仲、贯中、贯钟、管仲、贯节、贯渠、百头、虎卷、扁符、贯来、渠母、伯芹、药渠、黄钟、伯萍、伯药、药藻、蕨薇菜根、黑狗脊。

（3）药物基原：为鳞毛蕨科植物粗茎鳞毛蕨的干燥根茎及叶柄残基。

（4）饮片特征：切不规则的厚片或碎块。表面棕黄色至黑褐色，残存叶柄残基及棕黄色鳞片。质坚硬，切面深绿色至棕色，有黄白色维管束 3～15 个。环列，其外散有较多叶迹维管束。气特异，味初淡而微涩，后渐苦、辛。以个大、质坚实、叶柄残基断面棕绿色者为佳。

（5）性味归经：苦，微寒；有小毒。归肝、胃经。

（6）主要功用：清热解毒，驱虫，收敛止血。①用于风热感冒，温热病发斑以及痄腮等。单用或与桑叶等疏散风热、清热解毒药同用；对流行性感冒、麻疹及腮腺炎、乙型脑炎等，常配伍板蓝根、大青叶等用。②用于虫积腹痛。多与驱虫药配伍用。③用于血热吐血、衄血、便血、崩漏等。单用或与凉血止血药同用。此外，本品还可用于治疗疮疡、烧烫伤及妇人带下、高血压头晕头痛等。

（7）用法用量：煎服，4.5～9g。

（8）调剂须知：①本品可生用或炒炭用。一般杀虫及清热解毒宜配生品；止血应炒炭。②绵乌贯众有毒，用量不宜过大，脾胃虚寒患者慎用。③曾经有 30 多种植物作为贯众来源，其中用得较多的还有鳞毛蕨科植物贯众、紫萁科植物紫萁等的干燥根茎及叶柄残基。但在《药典》2005 版中，均未收载。

二十三、白头翁

（1）处方用名：白头翁。

（2）别名：头翁、白头公、野丈人、老公花、翁草、奈何草、粉乳草、粉草、白头草、老和尚头、老冠花、老姑草、毫笔花、耗子尾巴花、耗子花根、猫爪子花、菊菊苗、老翁花、山棉花根。

（3）药物基原：为毛茛科植物白头翁的干燥根。

（4）饮片特征：切类圆形或不规则形薄片，直径为 0.5～1.5cm。表面黄褐色至棕褐色，有的可见鞘状叶柄残基，并有白色茸毛。切面皮部淡黄色至淡黄棕色，具层层环状裂隙，有的与木部近分离，木部淡黄色，具放射状纹理，具裂隙及小孔。有的可见髓部。质坚脆，气微，味微苦、涩。以根粗、质坚、外表面灰黄色、头部有白毛者为佳。

（5）性味归经：苦，寒。归胃、大肠经。

（6）主要功用：清热解毒，凉血止痢。为治热毒血痢的良药。可单用，或配伍黄连、黄柏、秦皮同用，如白头翁汤。近年来，用本品治疗细菌性痢疾及阿米巴痢疾，均有良好效果。此外，本品与秦皮配伍，煎汤外洗，可治阴痒（滴虫性阴道炎）、带下；与柴胡、黄芩、槟榔配伍，还可用治疟疾。

（7）用法用量：煎服，9～15g。

（8）调剂须知：①本品主要用于热毒血痢，虚寒泻痢忌服。②常见混淆品有毛茛科植物野棉花、秋牡丹的根，菊科植物毛大丁草、火绒草、鼠曲草的全草，蔷薇科植物翻白草、萎陵菜的根或全草。与正品的主要区别：一是白头翁入药部位为根，而混淆品大多带有地上部分或为全草；二是白头翁根头部有白色绵毛，表皮朽蚀处可见网状裂纹；混淆品根头部无绵毛或绵毛稀少。

二十四、委陵菜

（1）处方用名：委陵菜。

（2）别名：翻白草、翻白菜、痢疾草、根头菜、野鸠旁花、黄州白头翁、小毛药、虎爪菜、蛤蟆草、老鸦翎、老鸦爪、地区草、天青地白（土家族）、帕窝普噜帕迷（基诺族）。

（3）药物基原：为蔷薇科植物委陵菜的干燥全草。

（4）饮片特征：切段。根表面暗棕色或暗紫红色，粗皮易成片状脱落，质硬，断面皮部薄，暗棕色，常与木部分离。叶基生，多破碎，完整者为单数羽状复叶，有柄，小叶狭长椭圆形，边缘羽状深裂，下表面及叶柄均密被灰白色柔毛。气微，味涩、微苦。以根粗、外表红棕色、地上部分较少者为佳。

（5）性味归经：苦，寒。归肝、大肠经。

（6）主要功用：清热解毒，凉血止痢。用于赤痢腹痛，久痢不止，痔疮出血，痈肿疮毒。对于腹泻、痢疾，除单用煎服外，亦可与清湿热的黄连、黄柏、秦皮等同用；急性菌痢及阿米巴痢疾，还可用煎液作保留灌肠。用于出血性疾患时，可随证选配其他止血药同用。用于痈肿疮毒，单用或配伍野菊花、金银花等煎汤内服，并用鲜草捣烂外敷。

（7）用法用量：煎服，9～15g。外用鲜品适量，煎水洗或捣烂敷患处。

（8）调剂须知：①本品与白头翁的区别为白头翁根断面皮部类白色，木部黄色；而委陵菜根断面皮部棕红色，木部可见紫红色射线与黄白色木质部相间形成的放射状纹理。②本品在药房调剂尚不普遍。

二十五、马齿苋

（1）处方用名：马齿苋。

（2）别名：五行草、马齿菜、酱瓣豆草、安乐菜、长寿菜、长命菜、马屎苋、马苋、马齿草、马齿龙芽、五方草、酸苋、瓜子菜、瓜仁菜、蛇草、酸味菜、猪母菜、狮子草、地马菜、马蛇子菜、蚂蚁菜、马踏菜、发米菜、骂岔（侗族）、帕拌凉（傣族）、母猪菜（白族）、得母兹（傈僳族）、欧不俄（傈僳族）。

（3）药物基原：为马齿苋科植物马齿苋的干燥地上部分。

（4）饮片特征：切段。茎略呈圆柱形，稍扭曲，直径为 0.1～0.2cm。表面黄褐色至棕褐色，具纵沟。叶多破碎，暗绿色至褐绿色，全缘。花小，棕黄色。果实略呈纺锤形，种子细小，众多，黑色。气微，味微酸。以色灰棕、无杂质者为佳。

（5）性味归经：酸、寒。归肝、大肠经。

（6）主要功用：清热解毒，凉血止血。①用于热毒血痢。单用有效，亦可与黄连、黄芩等配伍使用。②用于痈肿疔疮，湿疹，丹毒，蛇虫咬伤。单用或配伍其他清热解毒药内服，并煎汤外洗或鲜品捣烂外敷。③用于崩漏下血，便血，痔血。单用或配伍使用。此外，用于热淋血淋。可单用或与其他止血通淋药同用。

（7）用法用量：煎服，9～15g，鲜品30～60g。外用适量捣敷患处。

（8）调剂须知：①本品在药房调剂尚不普遍，可告知患者自备。②本品药食两用，应用较安全，但脾胃虚寒、肠滑作泄者忌服。

二十六、鸦胆子

（1）处方用名：鸦胆子、鸦胆。

（2）别名：鸦蛋子、鸭蛋子、鸭胆子、老鸦胆、小苦楝、苦参子、解苦楝、苦榛子、生鼠柯（基诺族）。

（3）药物基原：为苦木科植物鸦胆子的干燥成熟果实。

（4）饮片特征：呈卵形，直径为0.4～0.7cm。表面黑色或棕色，有隆起的网状皱纹，网眼呈不规则多角形，两侧有明显的棱线。果壳质硬而脆，种子卵形，表面类白色或黄白色，具网纹，种皮薄，子叶乳白色，富油性。气微，味极苦。以粒大、表面棕黑、果壳硬脆、种子富油性、味极苦者为佳。

（5）性味归经：苦，寒。有小毒。归大肠、肝经。

（6）主要功用：清热解毒，截疟，止痢，腐蚀赘疣。①现代用于治疗阿米巴痢疾。单用有效。②用于各型疟疾。尤以间日疟及三日疟效果较好，对恶性疟疾也有效。③外治赘疣，鸡眼。有腐蚀作用。

（7）用法用量：内服，0.5～2g，以龙眼肉包裹或装入胶囊吞服。外用适量。

（8）调剂须知：①本品内服一般以龙眼肉包裹或装入胶囊吞服。外用则去壳后捣烂外敷。②本品对胃肠道及肝肾均有损害，不宜多用、久服。胃肠出血及肝肾病患者，应忌用或慎用。③贴敷患处有导致过敏性休克的报道；口嚼碎及外用，会出现口唇麻木、皮肤瘙痒、腹痛、呕吐、心悸、胸闷等现象；外敷患处如果皮肤破损也会吸收中毒。④常见混淆品为交让木科植物牛耳枫的果实。与正品的主要区别：牛耳枫果壳无网状皱纹，种子干瘪，无油性，味微苦。

二十七、地锦草

（1）处方用名：地锦草。

（2）别名：奶汁草、铺地锦、血见愁、地朕、夜光、承夜、地噤、酱瓣草、草血竭、血风草、扑地锦、奶花草、奶草、铺地红、红莲草、斑鸠窝、天瓜叶、三月黄花、地蓬草、铁线马齿苋、蜈蚣草、奶疳草、红茎草、红斑鸠窝、地马桑、红沙草、凉帽草、小苍蝇翅草、红丝草、小红筋草、仙桃草、莲子草、九龙吐珠草、地瓣草、花被单、血经基、锐朴克了（苗族）、窝给干枪（苗族）、嘎羊厂（苗族）。

（3）药物基原：为大戟科植物地锦或斑地锦的干燥全草。

（4）饮片特征：①地锦。切段，常卷曲皱缩，根细小。茎细，呈叉状分枝，表面带紫红色，光滑无毛或疏生白色细柔毛，质脆，易折断，断面中空。单叶对生，具淡红色短柄或几无柄，多破碎，完整者呈长椭圆形，绿色或带紫红色，无毛或疏生细柔毛，边缘具小锯齿或呈微波状。杯状聚伞花序腋生，细小，蒴果三棱状球形，表面光滑。种子细小，卵形，褐色。气微，味微涩。②斑地锦。叶上表面具红斑，蒴果被稀疏白色短柔毛。以茎红、叶绿、干燥无杂质者为佳。

（5）性味归经：辛、平。归肝、大肠经。

（6）主要功用：清热解毒，凉血止血。①用于痢疾，泄泻。单用有效，也可与其他药物配伍。②用于咯血，便血，尿血，崩漏及外伤出血等多种出血证。此外，还可用于湿热黄疸，小便不利。可单用，或与茵陈、栀子等配伍。并可用于疮疖痈肿。

（7）用法用量：煎服，9～20g；鲜品30～60g。外用适量。

（8）调剂须知：本品在药房调剂尚不普遍。

二十八、苦地丁

（1）处方用名：苦地丁。

（2）别名：地丁、地丁草、苦丁、扁豆秧、小鸡菜。

（3）药物基原：为罂粟科植物紫堇的干燥全草。

（4）饮片特征：切段，常皱缩成团。茎细，多分枝，表面灰绿色或黄绿色，具5纵棱，质软，断面中空。叶皱缩破碎，暗绿色或灰绿色，完整叶片为二至三回羽状全裂。花少见，淡紫色。蒴果扁长椭圆形，呈荚果状。种子扁心形，黑色，有光泽。气微，味苦。以叶多、色绿、干燥无杂质者为佳。

（5）性味归经：苦，寒。归心、肝、大肠经。

（6）主要功用：清热解毒，消痈肿。用于咽喉肿痛，疔疮痈肿，痈疽发背，痄腮丹毒。常与蒲公英、金银花、连翘、野菊花同用，除煎汤内服外，并可用鲜草捣烂外敷。

（7）用法用量：内服煎汤，9～15g；外用适量，煎汤洗患处。

（8）调剂须知：①以地丁为名者，除了苦地丁外，还有紫花地丁（堇菜科植物紫花地丁）、甜地丁（豆科植物米口袋）等，虽然功用有类似之处，但也不完全相同，调剂时要注意鉴别。②本品为《药典》新增品种。③本品在药房调剂尚不普遍。

二十九、重楼

（1）处方用名：重楼、蚤休、七叶一枝花。

（2）别名：枝花头、七叶一盏灯、双层楼、灯台七、螺丝七、海螺七、草河车、白蚤休、白河车、净水莲、重台、重台草、独脚莲、锐界义（苗族）、布列喋（德昂族）、迥班烂苗（阿昌族）、牙赶壮（傣族）、寸巴一贾奴（侗族）、铁灯台（土家族）、阿克利雌（基诺族）、牙赶庄（傣族）、石前重楼（傈僳族）。

（3）药物基原：为百合科植物云南重楼或七叶一枝花的干燥根莲。

（4）饮片特征：切薄片。表面黄棕色或灰棕色，密具层状突起的环纹。切面白色至浅棕色，粉性或角质。气微，味微苦、麻舌。以粗壮、坚实、断面色白、粉性足者为佳。

（5）性味归经：苦，微寒；有小毒。归肝经。

（6）主要功用：清热解毒，消肿止痛，凉肝定惊。①用于疔疮痈肿，咽喉肿痛，毒蛇咬伤。为治疗痈肿毒、毒蛇咬伤的要药。②用于跌打伤痛，外伤出血，可单用或与三七、血竭、自然铜等同用。③用于小儿惊风抽搐，常与钩藤、菊花、蝉蜕等同用。

（7）用法用量：煎服，3~9g。外用适量，研末调敷。

（8）调剂须知：①本品与拳参均有草河车、蚤休之名，在调剂使用时应注意区别：一般毒蛇咬伤、疔疮痈肿、跌打伤痛、惊风抽搐用重楼；赤痢、热泻、肺热咳嗽用拳参。②体虚，无实火热毒，阴证外疡者及孕妇均忌服。③常见混淆品有同科植物五指莲、万年青的干燥根茎。与正品的主要区别：五指莲根呈扁圆柱形，少数有分枝，表面棕黄色，常皱缩，具较密集的环节，节明显突起，断面黄白色，角质样。万年青根呈圆柱形，稍弯曲，不分枝，具明显的红棕色圆环状节，断面浅棕色至类白色，可见黄色小点。

三十、拳参

（1）处方用名：拳参。

（2）别名：紫参、草河车、疙瘩参、红蚤休、山虾子。

（3）药物基原：为蓼科植物拳参的干燥根莲。

（4）饮片特征：切薄片。直径为 1～2.5cm。表面紫褐色或紫黑色。切面浅棕红色或棕红色，维管束呈黄白色点状，排列成环。气微，味苦、涩。以个大、质硬、无须根、外皮紫黑、断面浅棕红色为佳。

（5）性味归经：苦、涩，微寒。归肺、肝、大肠经。

（6）主要功用：清热解毒，消肿，止血。①用于赤痢，热泻。可单独制成片剂使用，或与金银花炭、白头翁及秦皮、黄芩等同用。②用于肺热咳嗽，配清热化痰止咳药。用于口舌生疮，可用本品煎水含漱。用于吐血、衄血、痒疮出血等，可与止血药同用。③用于痈肿，瘰疬，毒蛇咬伤。可用鲜品捣烂外敷，并可与金银花、紫花地丁煎汤内服。还可用于热病抽搐及破伤风。多与钩藤、全蝎、僵蚕、牛黄等配伍。

（7）用法用量：煎服，4.5～9g。外用适量。

（8）调剂须知：本品与重楼均有草河车、蚤休之别名，在调剂使用时应注意区别：一般毒蛇咬伤、疔疮痈肿、跌打伤痛、惊风抽搐用重楼；赤痢、热泻、肺热咳嗽用拳参。

三十一、半边莲

（1）处方用名：半边莲。

（2）别名：半边旗、半边花、半边菊、小莲花草、绵蜂草、吹雪草、腹水草、疳积草、白腊滑草、金菊草、奶儿草、鱼尾花、箭豆草、顺风旗、金鸡舌、片花莲、偏莲、瓜仁草、蛇利草、蛇啄草、长虫草、阿锐借改（苗族）、窝迷沙又（苗族）、蛙本努那（苗族）、一漫花（侗族）、华孟壳（侗族）、孟华夺（侗族）、细米草（土家族）、急解锁（土家族）。

（3）药物基原：为桔梗科植物半边莲的干燥全草。

（4）饮片特征：切段。根细小，直径为 0.1cm。须根纤细，灰黄色。茎细，直径为 0.1cm，灰绿色至黄绿色，具纵皱纹，节明显，可见互生的叶。叶多皱缩或破碎，暗绿色至褐绿色。气微特异，味微甘而辛。以根黄、茎叶黄绿、味甘微辛，无泥沙杂质者为佳。

（5）性味归经：辛、平。归心、小肠、肺经。

（6）主要功用：利尿消肿，清热解毒。①用于蛇虫咬伤，疔疮肿毒，乳痈肿痛。内服外用均可；或以鲜品捣烂外敷亦效。②用于大腹水肿，面足浮肿，晚期血吸虫病腹水。可与利水消肿药配伍。用于治疗各种癌症，一般与半枝莲、白花蛇舌草等配伍使用。

（7）用法用量：煎服，9～15g，鲜品30～60g。外用适量。

（8）调剂须知：①本品为毒蛇咬伤专药，故有“家有半边莲，可以伴蛇眠”之说；现癌症应用较多。②虚证水肿忌用。③本品与半枝莲名称、功用类似，调剂时应注意区别。

三十二、半枝莲

（1）处方用名：半枝莲。

（2）别名：半支莲、半枝、牙刷草、并头草、紫莲草、四方梗、四方草、通经草、小耳挖草、溪边黄芩、金挖耳、方草儿、半向花、半面花、偏头草、赶山鞭、小号向天盏、狭叶向天盏、虎咬红、再生草、水韩信、韩信草、四方马兰、小韩信草、狭叶韩信草、奴拜慢（侗族）。

（3）药物基原：为唇形科植物半枝莲的干燥全草。

（4）饮片特征：切段。根纤细，茎方柱形，直径为0.2～0.4cm，表面暗紫色或棕绿色。叶对生，有短柄，叶片多皱缩，先端钝，基部宽楔形，全缘或有少数不明显的钝齿，上表面暗绿色，下表面灰绿色。花唇形，棕黄色或浅蓝紫色。果实扁球形，浅棕色。气微，味微苦。以茎枝均匀、深绿色、无杂质者为佳。

（5）性味归经：辛、苦，寒。归肺、肝、肾经。

（6）主要功用：清热解毒，化瘀利尿。用于疔疮肿毒，咽喉肿痛，毒蛇咬伤，跌打伤痛。单用有效，也可与其他药物配伍使用，内服并捣敷。还可用于水肿，黄疸等。近年来用于各种癌症。可稍大剂量单味内服，或配伍使用。

（7）用法用量：煎服，15～30g；鲜品30～60g。外用鲜品适量，捣敷患处。

（8）调剂须知：血虚者不宜用，孕妇慎用。

三十三、肿节风

（1）处方用名：肿节风、草珊瑚。

（2）别名：接骨金粟兰、观音茶、接骨兰、接骨茶、青甲子、满山香、鱼子兰、十月红、鸡骨香、骨风消、山鸡茶、鸡膝风、九节风、九节兰、九节茶。

（3）药物基原：为金粟兰科植物草珊瑚的干燥全株。

（4）饮片特征：切段。根茎密生细根。茎圆柱形，多分枝，直径为0.3～1.3cm。表面暗绿色至暗褐色，有明显细纵纹。节膨大，切面具髓或中空。叶对生，叶片卵状披针形或卵状椭圆形，表面绿色、绿褐色或棕红色，光滑，边缘有粗锯齿，齿尖腺体黑褐色。气微香，味微辛。以茎粗、节膨大、表面暗绿色，无杂质者为佳。

（5）性味归经：苦、辛，平。归心、肝经。

（6）主要功用：清热凉血，活血消斑，祛风通络。用于血热紫斑、紫癜，风湿痹痛，跌打损伤。单用有效，也可与其他药物配伍，或制成制剂使用。

（7）用法用量：煎服，9～30g。

（8）调剂须知：本品在药房调剂尚不普遍。

三十四、白花蛇舌草

（1）处方用名：白花蛇舌草、蛇舌草。

（2）别名：蛇舌癀、目目生珠草、节节结蕊草、鹩哥利、千打锤、羊须草、蛇总管、细叶柳子、鹤舌草、骂华晰（侗族）、裸车（基诺族）。

（3）药物基原：为茜草科植物白花蛇舌草的干燥全草。

（4）饮片特征：切段。茎细而卷曲，灰绿色或灰棕色，质脆，断面中央有白色髓部或中空，叶多破碎，花腋生，多单个生长，具梗；蒴果扁球形。气微，味淡。以身干、叶多、色灰绿、带花果、无杂质者为佳。

（5）性味归经：微苦、甘，寒。归胃、大肠、小肠经。

（6）主要功用：清热解毒，利湿通淋。①用于痈肿疮毒，咽喉肿痛，毒蛇咬伤。单用或配伍用。②用于热淋涩痛。常与半枝莲、车前草、石韦等同用。现广泛用于各种癌症，一般与其他药物配伍使用。

（7）用法用量：煎服，15～60g。外用适量。

（8）调剂须知：①本品质地较轻，用量较大，调剂时应用戥秤称量，不能估量抓取。②阴疽及脾胃虚寒者忌用。③常见混淆品有茜草科植物伞房花耳草、松叶耳草，石竹科植物漆姑草、雀舌草的全草。与正品的主要区别：伞房花耳草、松叶耳草花或果实 3～5 朵排列成伞房状或数朵簇生于叶腋；漆姑草、雀舌草花或果梗纤细，易碎断。

三十五、苘麻子

（1）处方用名：苘麻子。

（2）别名：苘实、空麻子、磨盘树子。

（3）药物基原：为锦葵科植物苘麻的干燥成熟种子。

（4）饮片特征：呈三角状肾形，长为0.35～0.6cm，宽为0.25～0.45cm，厚为0.1～0.2cm。表面灰黑色或暗褐色，有白色稀疏茸毛。凹陷处有类圆形种脐；种皮坚硬，子叶 2 片，重叠折曲，富油性。气微，味淡。以颗粒饱满、无杂质者为佳。

（5）性味归经：苦，平。归大肠、小肠、膀胱经。

（6）主要功用：清热利湿，解毒，退翳。用于赤白痢疾，淋病涩痛，痈肿，目翳。治疗痢疾，以本品炒熟为末服。亦可与其他药物配伍使用。

（7）用法用量：煎服，3～9g。

（8）调剂须知：湖南等地将苘麻子当冬葵子入药。但效用不同，应注意鉴别。

三十六、黄藤

（1）处方用名：黄藤。

（2）别名：藤黄连、土黄连、黄连藤、山大王、伸筋藤、大黄藤。

（3）药物基原：为防己科植物黄藤的干燥藤茎。

（4）饮片特征：多切成厚片。直径为 0.6～3cm。表面灰褐色至黄棕色，有纵沟及横裂纹。质硬，不易折断，折断时有大量粉尘飞扬。切面黄色，纤维性，有棕黄色与黄棕色相间排列的放射状纹理，导管呈细孔状，木质部有时具裂隙，中心多为枯黄色或空腔。气微，味苦。以条大、色黄、断面有菊花纹、味苦者为佳。

（5）性味归经：苦，寒。归心、肝经。

（6）主要功用：清热解毒，泻火通便。用于热毒内盛，便秘，泻痢，咽喉肿痛，目赤红肿，痈肿疮毒。单用有效，可煎汤内服或外洗，或研末、磨汁外用，亦可与其他药物配伍使用。

（7）用法用量：煎服，30～60g；外用适量。

（8）调剂须知：①本品为《药典》新收载品种。②本品在药房调剂尚不普遍。

三十七、毛诃子

（1）处方用名：毛诃子。

（2）别名：毗黎勒、阿如拉（藏族、蒙古族）、诃诃米（阿昌族）、阿料（阿昌族）。

（3）药物基原：为使君子科植物毗黎勒的干燥成熟果实。

（4）饮片特征：呈卵形或椭圆形，直径为1.5～3cm。表面棕褐色，被红棕色茸毛。具5棱脊，棱脊间平滑或有不规则皱纹。质坚硬，果肉暗棕色或浅黄绿色，果核淡棕黄色。种子1枚，种皮黄棕色，种仁黄白色，有油性。气微，味涩、苦。以个大肉厚、质坚实者为佳。

（5）性味归经：甘、涩，平。

（6）主要功用：清热解毒，收敛养血，调和诸药。用于各种热证，泻痢，黄水病，肝胆病，病后虚弱。可单用或与其他药物配伍使用。

（7）用法用量：3～9g，多入丸、散服。

（8）调剂须知：①调剂时应捣碎。②本品为藏族习用药，《药典》中未列“归经”项。③本品在药房调剂尚不普遍。

三十八、三白草

（1）处方用名：三白草。

（2）别名：水木通、五路白、水伴深乌、白面姑、三点白、水牛草、水九节莲、白花莲、白叶莲、一白二白、田三白、土玉竹、白黄脚、五叶白、白水鸡、过塘莲、天性草、娘善百（侗族）、邱南（水族）。

（3）药物基原：为三白草科植物的干燥地上部分。

（4）饮片特征：切段。茎呈圆柱形，有纵沟4条，一条较宽广，切面黄色，中空。叶互生，卵形或卵状披针形，全缘，基出脉5条，叶柄较长。总状花序于枝顶与叶对生，花小，蒴果近球形。气微，味淡。以叶多、色带绿、干燥无杂质者为佳。

（5）性味归经：甘、辛，寒。归肺、膀胱经。

（6）主要功用：清热解毒，利尿消肿。①用于小便不利，淋沥涩痛，白带，尿路感染，肾炎水肿。多与其他药物配伍使用。②外治疮疡肿毒，湿疹。单用有效，捣烂敷患处。

（7）用法用量：15～30g。外用鲜品适量，捣烂敷患处。

（8）调剂须知：本品在药房调剂尚不普遍。

三十九、苦木

（1）处方用名：苦木。

（2）别名：苦胆木、苦皮子、山苦楝、苦皮树、鱼胆树、青鱼胆、黄楝树、狗胆木、山熊胆、臭辣子。

（3）药物基原：为苦木科苦木的干燥枝及叶。

（4）饮片特征：枝呈片状，叶切丝。枝片直径为0.5～2cm。表面灰绿色或棕绿色，有细密的纵皱纹及多数点状皮孔，切面淡黄色，具髓。叶缘具钝齿，上下面均为绿色，有的下表面淡紫红色，沿中脉有柔毛。气微，味极苦。以味极苦、干燥、无杂质者为佳。

（5）性味归经：苦，寒；有小毒。归肺、大肠经。

（6）主要功用：清热，祛湿，解毒。用于风热感冒，咽喉肿痛，腹泻下痢，湿疹，疮疖，毒蛇咬伤。单用有效，可煎服、研末吞服或制丸服，外用则煎水外洗或研末涂敷。

（7）用法用量：枝 3～4.5g，叶 1～3g。外用适量。

（8）调剂须知：①本品内服过量可致中毒，孕妇禁用，虚寒体质者慎用。②本品在药房调剂尚不普遍。

四十、山慈菇

（1）处方用名：山慈菇。

（2）别名：毛慈菇、冰球子、泥冰子、处姑、白地栗、白毛姑、毛姑、山茨菰、金灯、鹿蹄草、山茨菇、三道箍、三道圈。

（3）药物基原：为兰科植物杜鹃兰、独蒜兰或云南独蒜兰的干燥假鳞茎。前者称“毛慈菇”，后两者称“冰球子”。

（4）饮片特征：①毛慈菇。呈不规则扁球形或圆锥形，基部有须根。中部直径为 1～2cm。表面黄棕色或棕褐色，有纵皱纹或纵沟。中部具 2～3 条微突起的环节带（习称“金腰带”），节上有鳞叶干枯腐烂后留下的丝状纤维。质坚硬，难折断，断面灰白色或黄白色，略呈角质。气微，味淡，带黏性。②冰球子。呈圆锥形、瓶颈状或不规则团块，直径为 1～2cm。顶端渐突起，基部膨大圆平，中央凹入，有 1～2 条环节，多偏向一侧。去皮者表面黄白色，带皮者淡棕色，光滑，有不规则皱纹。断面浅黄色，角质半透明。以个大、饱满、断面黄白色、质坚实者为佳。一般认为前者为优。

（5）性味归经：甘、微辛，凉。归肝、脾经。

（6）主要功用：清热解毒，化痰散结。①用于痈肿疔毒，淋巴结结核，瘰疬痰核，蛇虫咬伤。可根据具体情况分别配伍使用。②近年来，本品被广泛地用于癥瘕痞块和多种肿瘤。多与活血软坚散结药同用。

（7）用法用量：煎服，3～9g。外用适量。

（8）调剂须知：正虚体弱者慎用。

四十一、土贝母

（1）处方用名：土贝母。

（2）别名：土贝、假贝母、地苦胆、草贝。

（3）药物基原：为葫芦科植物土贝母的干燥块茎。

（4）饮片特征：为不规则块状，大小不等。表面淡红棕色或暗棕色，凹凸不平。质坚硬，不易折断，断面角质样，光亮而平滑。气微，味微苦。以个大、红棕色、质坚实、有光亮、半透明者为佳。

（5）性味归经：苦，微寒。归肺、脾经。

（6）主要功用：散结，消肿，解毒。用于乳痈，瘰疬。现代用于乳腺炎，颈淋巴结结核，慢性淋巴结炎，肥厚性鼻炎。单用有效，也可和其他药物配伍使用。

（7）用法用量：煎服，4.5～9g。

（8）调剂须知：本品在药房调剂尚不普遍。

四十二、天葵子

（1）处方用名：天葵子、紫背天葵子。

（2）别名：天葵根、夏无踪、天去子、地丁子、散血珠、金耗子屎、千年老鼠深、千年耗子屎、老鼠屎（土家族）。

（3）药物基原：为毛茛科植物天葵的干燥块根。

（4）饮片特征：呈不规则短柱状、纺锤形或块状，略弯曲。直径为0.5～1cm。表面暗褐色至灰黑色，具不规则纵皱纹或须根及须根痕。顶端常有茎叶残基，外被数层黄褐色鞘状鳞片。质较软，易折断，断面皮部类白色，木部黄白色或黄棕色，略呈放射状。气微，味甘，微苦辛。以个大、体轻、肉质、外黑内白、无须根者为佳。

（5）性味归经：甘、苦，寒。归肝、胃经。

（6）主要功用：清热解毒，消肿散结。用于痈肿疔疮，乳痈，瘰疬，毒蛇咬伤。单用有效，也可和其他药物配伍使用。如与野菊花、蒲公英、紫化地丁、金银花配伍成五味消毒饮，为治疗痈肿疔疮、乳痈等的常用内服方。

（7）用法用量：煎服，9～15g。

（8）调剂须知：本品在药斗中经常生虫，应随时检查，及时处理。

四十三、土茯苓

（1）处方用名：土茯苓。

（2）别名：土苓、红土苓、粉红苓、白土苓、冷饭团、刺猪苓、仙遗粮、毛尾薯、地胡苓、山遗粮、尖光头、奇良、山奇良、连饭、山牛、土萆薢、白葜、白余粮、百节藕、美女腿（土家族）、且懋且卡（基诺族）。

（3）药物基原：为百合科植物光叶拔葜的干燥根茎。

（4）饮片特征：切类圆形或不规则形薄片，直径为 2～4cm。外表皮黄棕色至棕褐色，有的可见坚硬的残留须根。切面类白色至淡红棕色，中间微见筋脉点，日光下观察可见沙砾样小亮星。质软，粉性，微有弹性。以水润湿后，手摸有黏滑感。气微，味微甘、涩。以断面淡红棕色，粉性足者为佳。

（5）性味归经：甘、淡，平。归肝、胃经。

（6）主要功用：解毒，除湿，通利关节。①用于杨梅毒疮，肢体拘挛，筋骨疼痛。对梅毒或因梅毒服汞剂中毒而致肢体拘挛者，功效尤佳，为治梅毒的要药。大剂量单用即有确实疗效。也可与金银花、白鲜皮等同用。②用于湿热淋浊、带下，痈肿，瘰疬，疥癣。单用或与其他药物配伍使用。此外，近年单用本品或与鱼腥草、夏枯草、海金沙、车前子、大青叶、贯众、青黛同用，预防钩端螺旋体病；或以本品配伍甘草、青蒿、地榆、白茅根等，水煎服，治疗钩端螺旋体病，均获得了较好的效果。

（7）用法用量：煎服，15～60g。

（8）调剂须知：常见混淆品有百合科植物肖菝葜、菝葜和蓼科植物金荞麦的根茎。与正品的主要区别：混淆品断面类白色，或虽断面呈淡红棕色，但粉性少，木质纤维较多。

四十四、猪胆粉

（1）处方用名：猪胆粉、猪胆。

（2）别名：味母爱（傣族）。

（3）药物基原：为猪科动物猪胆汁的干燥品。

（4）饮片特征：为黄色、灰黄色粉末。气微腥，味苦，易吸潮。以黄色、味苦、干燥无异味者为佳。

（5）性味归经：苦，寒。归肝、胆、肺、大肠经。

（6）主要功用：清热，润燥，解毒，止咳平喘。用于热病烦躁，目赤，喉痹，黄疸，百日咳，哮喘，泄泻，痢疾，便秘，疮痈肿毒。多单用，也可与其他药物配伍使用。

（7）用法用量：0.3～0.6g，冲服或入丸、散。外用适量研末或水调涂敷患处。

（8）调剂须知：①调剂时应另包，冲服或外用。②本品容易吸潮，应置密闭容器中储存。调剂后随手盖紧，必要时放入干燥剂。③本品在药房调剂尚不普遍。

四十五、熊胆

（1）处方用名：熊胆、狗熊胆、熊胆仁。

（2）别名：扁胆、云胆、压胆、金胆、墨胆、菜花胆、东胆、吊胆、铜胆、铁胆、胆仁、窝扒（傈僳族）、怒介来（怒族）、机底（白族）、踩密（水族）。

（3）药物基原：为脊椎动物熊科动物棕熊、黑熊的干燥胆汁。

（4）饮片特征：熊胆仁：呈颗粒状、块状、粉末状或稠膏状。大小不一，色泽深浅各异，前三者呈黄绿色至黄褐色，其中颗粒状与块状者可见玻璃样光泽，稠膏状者呈黑褐色。气微腥，味苦而后微甜。以个大、胆仁金黄色、明亮、味苦回甜者为佳。

（5）性味归经：苦，寒。归肝、胆、心经。

（6）主要功用：清热解毒，熄风止痉，清肝明目。①用于肝经热盛，热极生风所致的高热、惊风、癫痫、手足抽搐。单用有效。②用于疮痈肿痛及痔疮肿痛。可用水调化涂于患部，或加入少许冰片，用胆汁涂。③用于肝热目赤肿痛、目生翳障。可外用滴眼或内服。此外，亦用于热毒壅结之咽喉肿痛。

（7）用法用量：内服，1～2.5g，多入丸、散，不入汤剂。外用适量。

（8）附药：引流熊胆粉，处方名熊胆粉，为人工引流的干燥熊胆汁。本品功能及用法用量与熊胆基本相同。

（9）调剂须知：①本品价格昂贵，应列入贵重药物管理，并密闭储存。②调剂时应另包，嘱患者冲服。③本品粉末投入清水杯中，可逐渐溶解而盘旋，并有黄线下垂至杯底，且不扩散者为真。用猪胆、牛胆假冒者，则无此特征。

四十六、漏芦

（1）处方用名：漏芦。

（2）别名：野兰、鬼油麻、和尚头、牛馒头、郎头花、祁州漏芦。

（3）药物基原：为菊科植物祁州漏芦的干燥根。

（4）饮片特征：多切成厚片。直径为1～2.5cm。表面暗棕色、灰褐色或黑褐色，具纵沟及菱形网状裂隙，外层易剥落。体轻，切面灰黄色，有裂隙，中心有的呈星状裂隙，灰黑色或棕黑色。气特异，味微苦。以外皮灰黑色、条粗、质坚、不裂者为佳。

（5）性味归经：苦，寒。归胃经。

（6）主要功用：清热解毒，消痈，下乳，舒筋通脉。①用于痈疽发背，乳痈肿痛，瘰疬疮毒。为治乳痈之良药。常与解毒消痈药物同用。②用于乳房胀痛，乳汁不下。常与穿山甲、王不留行等药同用。用于湿痹拘挛，可与地龙配伍使用。

（7）用法用量：煎服，5～9g。

（8）附药：禹州漏芦，为菊科植物蓝刺头或华东蓝刺头的干燥根。历史上祁州漏芦与禹州漏芦同等应用，但《药典》中已分别收载。两者功能基本相同。用量为4.5～9g。

（9）调剂须知：气虚、疮疡平塌者及孕妇慎用。

四十七、白蔹

（1）处方用名：白蔹、白蔹根。

（2）别名：白欠、苏白欠、粉白欠、见肿消、白根、昆仑、猫儿卵、鹅抱蛋、野番薯、白贝、苏白贝、粉白贝、门巴（侗族）、铁老鼠（壮族）、山地瓜（满族）、七角莲（土家族）。

（3）药物基原：为葡萄科植物白蔹的干燥块根。

（4）饮片特征：切不规则形片，直径为 1～2cm。外表皮红棕色至红褐色，具纵皱纹，有的可见细横皱纹及横长皮孔，外皮可层层剥落。切面类白色至淡红棕色，有的可见深色环纹及放射状纹理。质坚脆，易折断，断面粉性。气微，味淡。以肥大、断面色白、粉性足者为佳。

（5）性味归经：苦，微寒。归心、胃经。

（6）主要功用：清热解毒，消痈散结。①用于疮疽发背，疔疮，瘰疬，水火烫伤。②用于痈肿疮毒，可单用或与金银花、连翘、蒲公英同煎内服；也可与赤小豆同研为末，鸡蛋清调外用。疮痈已化脓者，内服可促使其溃破排脓。疮疡溃后不敛者，可与白及、络石藤同用，为末外敷，有生肌敛疮之效，如白蔹散。用治水火烫伤，可单用，或与地榆同用，等分为末外敷。

（7）用法用量：煎服，4.5～9g。外用适量，煎汤洗或研极细粉敷患处。

（8）调剂须知：①本品反乌头，不宜与之同用。②脾胃虚寒及无实火者忌用。

四十八、冬青叶

（1）处方用名：冬青叶、冬青。

（2）别名：冻青叶、冻青、冻生、四季青、四季青叶、苗呢（基诺族）。

（3）药物基原：为冬青科植物冬青的干燥叶。

（4）饮片特征：多皱缩或破碎，完整者呈狭长椭圆形，长为6～10cm，宽为2～3.5cm。先端渐尖，基部楔形，边缘疏生浅锯齿，表面黄绿色或紫棕色。革质，气微，味微苦。以叶黄绿、革质、干燥无杂质者为佳。

（5）性味归经：苦、涩，寒。归肺、心经。

（6）主要功用：清热解毒，凉血止血，敛疮。①用于水火烫伤，下肢溃疡，湿疹，热毒疮疡等病，尤长于治水火烫伤。常用本品研末或鲜品捣烂外敷。②用于外伤出血。可用鲜叶捣敷伤口；也可用干叶研细，撒敷在伤口，外加包扎。此外，取本品清热解毒之功，亦可用于风热感冒、肺热咳嗽、咽喉肿痛、热淋涩痛及热毒泻痢。

（7）用法用量：煎服，15～30g。外用鲜叶适量捣敷或干叶研细撒敷。

（8）调剂须知：本品在小药房一般未备。

四十九、功劳木

（1）处方用名：功劳木、土黄连、刺黄柏、十大功劳。

（2）别名：美黄连（毛难族）、兜巴（侗族）、杜被白（侗族）、必莲（瑶族）、黄林亮（瑶族）、兴交（瑶族）、虽沙（彝族）。

（3）药物基原：为小檗科植物阔叶十大功劳或细叶十大功劳的干燥茎。

（4）饮片特征：切不规则块片，大小不等，外表面灰黄色至棕褐色。切面皮部薄，棕褐色，木部宽，黄色，可见数个同心性环纹及排列紧密的放射状纹理，髓部色较深。质硬，无臭，味苦。以皮薄、木部黄、味苦者为佳。

（5）性味归经：苦，寒。归肝、胃、大肠经。

（6）主要功用：清热燥湿，泻火解毒。用于湿热泻痢，黄疸，目赤肿痛，胃火牙痛，疮疖，痈肿，痢疾，黄疸型肝炎。单用或与其他药物配伍使用。

（7）用法用量：煎服，9～15g，外用适量。

（8）调剂须知：本品在小药房一般未备。

五十、三棵针

（1）处方用名：三棵针、小檗。

（2）别名：铜针刺、刺黄连、薄秋正（苗族）、散梅尽（侗族）。

（3）药物基原：为小檗科植物刺黑珠等同属多种植物的干燥根及茎。

（4）饮片特征：多切成斜片或短段。表面棕红色或灰棕色，常可见三分叉坚硬的刺，刺长为1～3cm。切面黄色或黄棕色，有的具小髓。气微，味苦。以粗壮、质坚实、断面黄色、味苦者为佳。

（5）性味归经：苦，寒。

（6）主要功用：清热燥湿，泻火解毒。用于痢疾腹泻，肺热咳嗽，咽痛，目赤，黄疸。可单用或与其他药物配伍使用。

（7）用法用量：煎服，10～15g。

（8）调剂须知：本品在大药房有备，小药房一般未备。

五十一、大青根

（1）处方用名：大青根、大青。

（2）别名：淡婆婆根、臭根、野地骨、土地骨皮、路边青。

（3）药物基原：为马鞭草科植物大青的干燥根。

（4）饮片特征：多切成斜片，直径0.3～4cm。表面淡棕色至暗棕色，具纵皱纹、纵沟、须根或须根痕。外皮脱落处显棕褐色。切面类白色，皮部窄，木部发达，细根片中心无髓，较粗根切片中心有小髓，有的中空。髓部略呈偏心性。气微，味淡。以粗壮、质坚实、干燥无杂质者为佳。

（5）性味归经：苦，寒。

（6）主要功用：清热解毒，祛风除湿。用于乙脑，流脑，感冒高热，咽喉肿痛，黄疸，泻痢。单用有效，也可与其他药物配伍使用。

（7）用法用量：煎服，10～30g。

（8）调剂须知：本品在大药房有备，小药房一般未备。

五十二、绿豆

（1）处方用名：绿豆。

（2）别名：青小豆。

（3）药物基原：为豆科植物绿豆的干燥种子。

（4）饮片特征：呈长圆形或矩圆形，直径为 0.3～0.5cm。表面绿色至黄绿色，一侧具白色线形种脐。剥去种皮，可见子叶 2 片，黄白色。质坚，不易破碎。气微，味淡，具豆腥气。以粒大、均匀、色绿、无虫伤者为佳。

（5）性味归经：甘、寒。归心、胃经。

（6）主要功用：清热解毒，消暑，利尿。①用于痈肿疮毒，水肿，泻痢，丹毒。②用于暑热烦渴。单用有效。③用于药食中毒。如附子、巴豆、砒霜等药物中毒或食物中毒，可与甘草同用。

（7）用法用量：15～30g。外用适量。

（8）附药：绿豆衣，为绿豆的种皮。将绿豆用清水浸泡后取皮晒干即成。性味甘，寒。归心、胃经。功同绿豆而力弱，并能退目翳，治疗斑痘目翳。煎服，6～12g。

（9）调剂须知：①本品多嘱患者自备，煎药时加入。②对药物、食物中毒虽有一定解毒作用，但应即时配合采用其他急救措施。③本品性寒，脾胃虚寒、肠滑泄泻者忌用。④本品容易生虫，应经常翻晒处理。

第四节　清热凉血药

一、生地黄

（1）处方用名：生地黄、生地、干生地、干地黄、地黄、鲜地黄、鲜生地、怀生地、怀地、淮生地、淮地、干地、大生地、细生地、小生地、肥生地、酒生地、生地炭。

（2）别名：赤皮、天黄、人黄、阳精、本支、豫元、根生地、地髓。

（3）药物基原：为玄参科植物地黄的新鲜或干燥块根。

（4）饮片特征：切类圆形或不规则形厚片，直径为 1.5～3cm。外表皮黑褐色，具不规则皱纹。切面黑褐色至乌黑色，稍滋润，有黏性。质柔软，气微，味微甜。以块大、体重、断面乌黑色者为佳。

（5）性味归经：甘、苦，寒。归心、肝、肾经。

（6）主要功用：清热凉血，养阴，生津。①用于热病舌绛烦渴，阴虚内热，骨蒸劳热。为清热凉血养阴生津之要药。常与玄参等清热凉血药同用，如清营汤。②用于血热妄行，发斑发疹，吐血，衄血。常与清热凉血药同用，方如四生丸。③用于津伤口渴，内热消渴。可根据具体情况配伍。生地黄在临床应用十分广泛，临床常用的方剂如犀角地黄汤、青蒿鳖甲汤、增液汤、百合固金汤、当归六黄汤、天王补心丹、养阴润肺汤、琼玉汤等均将生地黄作为君药或臣药应用。

（7）用法用量：煎服，9～15g，鲜品 12～30g。或以鲜品捣汁入药。鲜生地黄味甘苦性大寒，作用与干地黄相似，滋阴之力稍逊，但清热生津、凉血止血之力较强。

（8）调剂须知：①地黄有鲜、生、熟之分，鲜生地黄为鲜品，生地黄为地黄干燥品，熟地黄为地黄经加黄酒拌蒸至内外色黑、油润，或直接蒸至黑润而成。三者皆能滋阴，但鲜生地黄及生地黄性偏凉，清热凉血多用；熟地黄性偏温，补血滋阴多用。在调剂中，开鲜生地黄者配鲜品，开干地黄者配生地黄，并开“二地”或“生熟地”者，应同时配付生地黄和熟地黄。还有酒炒或炒炭应用的，一般遵医嘱临时炮制。②鲜生地黄的保鲜，应埋在阴凉角落的沙堆中，随用随取，发现稍有变质就不能使用。③本品性寒而滞，脾虚湿滞腹满便溏者，不宜使用。④有文献报道，本品内服可致可逆性血压升高，应引起注意。

二、玄参

（1）处方用名：玄参、元参、玄元参、浙玄参、京元参、润元参、乌玄参、乌元参、黑玄参。

（2）别名：黑参、角参、重台、鬼藏、正马、逐马、鹿肠、玄台、不涩雌（基诺族）。

（3）药物基原：为玄参科植物玄参的干燥根。

（4）饮片特征：切类圆形或不规则形薄片，多纵切，边缘有凹陷或深沟，直径为 1～2cm。外表皮灰黄褐色至灰褐色。切面黑色，可见放射状细短的筋脉纹理。质坚韧。气特异似焦糖，味甘、微苦。以根肥大、皮薄、质坚实、无芦头、断面色黑者为佳。

（5）性味归经：甘、苦、咸，微寒。归肺、胃、肾经。

（6）主要功用：凉血滋阴，泻火解毒。①用于热病伤阴，舌绛烦渴，温毒发斑。常与生地黄等清热凉血药同用，如清营汤。用于津伤便秘，可配伍生地黄、麦冬，如增液汤。②用于目赤，咽痛，瘰疬，白喉，痈肿疮毒。可分别配伍生地黄、夏枯草，或清热解毒药用。此外，本品配伍百合、地黄、川贝母等组成的百合固金汤，治劳嗽咯血；配地骨皮、银柴胡、牡丹皮等用，治骨蒸劳热；与麦冬、五味子、枸杞子等同用，还可治内热消渴。

（7）用法用量：煎服，9～15g。

（8）调剂须知：①本品反藜芦，审方调剂时应注意。②本品性寒而滞，脾胃虚寒、食少便溏者不宜服用。

三、牡丹皮

（1）处方用名：牡丹皮、牡丹根皮、丹皮、粉丹皮、粉丹、凤丹皮、凤丹、原丹皮、刮丹皮、刮丹、瑶丹皮、川丹皮、西丹皮、酒丹皮、酒丹、炒丹皮、丹皮炭、丹通。

（2）别名：花王、铁角牛、五寸丹、抽丹、丹根。

（3）药物基原：为毛茛科植物牡丹的干燥根皮。

（4）饮片特征：切圆形、类圆形薄片或一侧有半径性切开，中空，直径为 0.4～1cm。外表皮灰褐色，略粗糙，外皮脱落处显棕红色。切面黄白色至淡粉红色，粉性，偶可见发亮的细小结晶。质坚脆。气香特异，味微苦、微涩。以皮厚、无木心、断面色白、粉性足、结晶多、香气浓者为佳。

（5）性味归经：苦、辛，微寒。归心、肝、肾经。

（6）主要功用：清热凉血，活血化瘀。①用于温毒发斑，吐血衄血。多与生地黄、水牛角等配伍，如犀角地黄汤。②用于夜热早凉，无汗骨蒸。常配伍生地黄、知母等，如青蒿鳖甲汤。③用于经闭痛经，跌打伤痛。配伍赤芍、桂枝等活血通脉，方如桂枝茯苓丸。④用于痈肿疮毒。配伍清热解毒药，如大黄牡丹汤、四妙勇安汤。

（7）用法用量：煎服，6～12g。

（8）调剂须知：①清热凉血配生品，活血散瘀配付酒炒品，止血则配伍牡丹皮炭。②血虚有寒，月经过多者及孕妇不宜用。③常见有未去木心的牡丹支根小段混入饮片中，为非药用部位，应注意识别，调剂时应除去。④本品与泽泻放在同一药斗时，可使泽泻少生虫，牡丹皮不退色。

四、赤芍

（1）处方用名：赤芍、赤芍药、山芍药、京赤芍、川赤芍、西赤芍、汉赤芍、汗赤芍、酒赤芍、炒赤芍。

（2）别名：红芍药、木芍药、臭牡丹根。

（3）药物基原：为毛茛科植物芍药或川赤芍的干燥根。

（4）饮片特征：切类圆形厚片，直径为 0.5～3cm。外表皮棕色至棕褐色。切面粉白色或粉红色，皮部窄，木部放射状纹理明显，有的有裂隙。质坚脆。气微香，味微苦、酸涩。以粗壮、断面白色、粉性足者为佳。

（5）性味归经：苦，微寒。归肝经。

（6）主要功用：清热凉血，散瘀止痛。①用于温毒发斑，吐血衄血。常与生地黄、牡丹皮等清热凉血止血药同用。②用于肝郁胁痛，经闭痛经，癥瘕腹痛，跌打损伤，痈肿疮疡。可分别与相应药物配伍。③用于目赤肿痛。常与菊花、木贼、夏枯草等同用。

（7）用法用量：煎服，6～12g。

（8）调剂须知：①本品反藜芦，不宜与之同用。②芍药分为白芍和赤芍，赤芍清热凉血，散瘀止痛，偏于清；白芍平肝止痛，养血调经，敛阴止汗，偏于补。在调剂操作中，如果处方中只写芍药，则配白芍。③本品性寒，血寒经闭者不宜用。

五、紫草

（1）处方用名：紫草、老紫草、紫草根、软紫草、硬紫草。

（2）别名：茈草、子草、紫丹、地血、山紫草、红石根、鸦衔草、加少（苗族）、弯加要（苗族）。

（3）药物基原：为紫草科植物新疆紫草或内蒙紫草的干燥根。

（4）饮片特征：①新疆紫草：为不规则圆柱形切片或条形片状，直径为1～2.5cm。表面紫红色或紫褐色。体轻，质松软（习称软紫草），皮部深紫色，木部较小，黄白色或黄色。气特异，味微苦、涩。②内蒙紫草：为不规则的圆柱形切片或条形片状，直径为 0.5～4cm。表面紫红色或暗紫色，皮部略薄，常数层相叠，易剥离。质硬而脆（习称硬紫草），切面皮部紫红色，木部黄白色。气特异，味涩。以根粗、质软（软紫草）、色暗紫、皮层多、木心小、无残茎者为佳。

（5）性味归经：甘、咸，寒。归心、肝经。

（6）主要功用：凉血，活血，解毒透疹。①用于血热毒盛，斑疹紫黑，麻疹不透。常与清热凉血药同用。②用于疮疡，湿疹，水火烫伤。可单用以植物油浸泡，滤取油液，制成紫草油（或加入冰片），外涂患处；或与当归、白芷、血竭等配伍，熬膏外敷，如生肌玉红膏。

（7）用法用量：煎服，5～9g。外用适量，熬膏或用植物油浸泡涂擦。

（8）调剂须知：①本品性寒而滑，有轻泻作用，脾虚便溏者忌服。②现代研究证明本品具有抗炎、抗菌、抗病毒作用。③常见混淆品有同科植物滇紫草、藏紫草、露蕊紫草等的干燥根。与正品的主要区别：混淆品根皮层不呈片状剥离，木质部较大，质地硬，有的味甜。

六、水牛角

（1）处方用名：水牛角、牛角、水牛角片、水牛角浓缩粉。

（2）别名：乌孙乌赫日音额布日（蒙古族）、蒿怀（傣族）、祖师草（土家族）、报规（水族）。

（3）药物基原：为牛科动物水牛的角。

（4）饮片特征：镑成薄片或刨丝。镑片显云形花纹，灰黑色或灰棕色，纵剖面可见细纹理，角尖横断面中心有明显的环纹。刨丝质柔且轻。气微腥，味淡。以镑片显层云状花纹、刨丝质柔且轻者为佳。

（5）性味归经：苦，寒。归心、肝经。

（6）主要功用：清热解毒，凉血，定惊。①用于温病高热，神昏谵语，发斑发疹，惊风，癫狂等。常配入清营汤、犀角地黄汤中用。②用于血热妄行的吐血、衄血等症。常与生地黄、牡丹皮、赤芍等同用。

（7）用法用量：15～30g，宜先煎 3 小时以上；亦可锉末冲服。

（8）调剂须知：①调剂时应将本品另包，嘱患者先煎或者研末冲服。②本品与犀角功能相近，可作为犀角的代用品，但用量偏大。在犀角被禁用后，所有与犀角相关的制剂如安宫牛黄丸等均使用水牛角。③本品苦寒，脾胃虚寒患者不宜用。

七、余甘子

（1）处方用名：余甘子、余甘。

（2）别名：庵摩勒、油甘子、油柑子、牛甘子、喉甘子、滇橄榄、橄榄子、望果、鱼木果、麻甘腮（壮族）、麻项帮（傣族）、奄咪勒（维吾尔族）、生超（基诺族）、居如核（藏族）、可强神（傈僳族）。

（3）药物基原：为大戟科植物余甘子的干燥成熟果实。

（4）饮片特征：呈球形或扁球形，直径为 1.2～2cm。表面棕褐色至墨绿色，可见浅黄色颗粒状突起，具不明显的 6 棱。外果皮为 0.1～0.4cm，质硬而脆。内果皮黄白色，硬核样，表面略具 6 棱，背缝线的偏上部有数条筋脉纹，干后可裂成 6 瓣，种子 6 枚，近三棱形，棕色。气微，味酸涩，回甜。以干燥、饱满、无果柄及叶片掺杂者为佳。

（5）性味归经：甘、酸、涩，凉。归肺、胃经。

（6）主要功用：清热凉血，消食健胃，生津止咳。用于血热血瘀，消化不良，腹胀，咳嗽，喉痛，口干。可单用或与其他药物配伍使用。

（7）用法用量：3～9g。

（8）调剂须知：①调剂时捣碎。②本品《药典》将其载为藏族习用药，一般小药房未备。

第五节　清虚热药

一、青蒿

（1）处方用名：青蒿、香青蒿、嫩青蒿、鲜青蒿、青蒿梗。

（2）别名：草蒿、黑蒿、野兰蒿、臭蒿、苦蒿、香苦草、秋蒿、香丝草、酒饼草、蒿子、黄花蒿、黄香蒿、黄蒿、香蒿、青好、仁素（侗族）、义狂此（傈僳族）。

（3）药物基原：为菊科植物黄花蒿的干燥地上部分。

（4）饮片特征：切段。茎圆柱形，直径为0.1～0.5cm，表面黄绿色至棕黄色，具纵线棱。切面黄白色，中央有髓。叶片皱缩，多破碎，暗绿色至褐绿色。气香特异，味微苦。以色绿、叶多、香气浓郁者为佳。

（5）性味归经：苦、辛，寒。归肝、胆经。

（6）主要功用：清热解暑，除蒸，截疟。①用于温邪伤阴，夜热早凉。配伍鳖甲、知母等，如青蒿鳖甲汤。②用于阴虚发热，劳热骨蒸。常与银柴胡、胡黄连等同用，如清骨散。③用于感受暑邪，发热头痛口渴。常与连翘、茯苓、滑石、通草等同用。④用于疟疾寒热。可单用较大剂量鲜品捣汁服，或随证配伍组方。此外，还可用于湿热黄疸。

（7）用法用量：煎服，6～12g，不宜久煎；或鲜用绞汁。

（8）调剂须知：①本品内含挥发性成分，不宜久煎；或采用鲜品绞汁对服。②本品性寒，脾胃虚弱、肠滑泄泻患者忌用。

二、白薇

（1）处方用名：白薇、香白薇、东白薇、嫩白薇、硬白薇、白薇根、炙白薇。

（2）别名：龙胆白薇、实白薇、马尾白薇、马白薇、芒草、骨美、白暮、春草、薇草、山烟、项白拟（水族）、哪波莫（傈僳族）。

（3）药物基原：为萝摩科植物白薇或蔓生白薇的干燥根及根茎。

（4）饮片特征：切短段。根呈细圆柱形，直径为0.1～0.2cm，表面棕黄色，具细纵皱纹；切面淡黄色，有细木心。根茎短粗，直径为0.5～1.2cm，具细短须根或根痕，切面淡棕黄色，中央有髓。气微，味微苦。以根粗、色棕黄色者为佳。

（5）性味归经：苦、咸，寒。归胃、肝、肾经。

（6）主要功用：清热凉血，利尿通淋，解毒疗疮。①用于温邪伤营发热，阴虚发热，骨蒸劳热，产后血虚发热。可分别与清热凉血滋阴药同用。②用于热淋，血淋。常与木通、滑石及石韦等同用。③用于血热毒盛的疮痈肿毒，咽喉肿痛及毒蛇咬伤等症。内服、外敷均可，也可与其他清热解毒药同用。此外，本品还可清泄肺热与透热外出，用治肺热咳嗽及阴虚外感。

（7）用法用量：煎服，4.5～9g。

（8）调剂须知：①本品和止咳化痰药白前在性状上有时容易混淆，鉴别时主要注意其根茎是否中空。中空者为白前（习称鹅管白前），实心者为白薇。②本品有龙胆白薇别名，如果处方上将龙胆白薇单列一种时，即为白薇；分写为二药，则配龙胆草和白薇两种。③脾胃虚寒、食少便溏者不宜服用。

三、地骨皮

（1）处方用名：地骨皮、骨皮、枸杞根皮。

（2）别名：北全皮、全皮、荃皮、南骨皮、杞根、地骨、地辅、山枸杞根、山杞子根、红榴根皮、狗奶子根皮、狗地芽皮。

（3）药物基原：为前科植物枸杞或宁夏枸杞的干燥根皮。

（4）饮片特征：呈卷筒状、槽状或不规则的块片，长短不一，直径为 0.5～1.5cm。外表皮灰黄色至棕黄色，呈鳞片状，易剥落。内表面黄白色至灰黄色，具细纵皱纹，体轻，质脆，易折断。气微，味微甘而后苦。以块大、肉厚、无木心者佳。

（5）性味归经：甘，寒。归肺、肝、肾经。

（6）主要功用：凉血除蒸，清肺降火。①用于阴虚潮热，骨蒸盗汗。为退虚热、疗骨蒸之佳品，常与知母、鳖甲、银柴胡等配伍，如地骨皮汤。②用于肺热咳嗽。常与桑白皮、甘草等同用，如泻白散。③用于血热妄行的咯血、衄血、尿血等症。可单用本品加酒煎服，或配凉血止血药。此外，本品兼有生津止渴之功，可与生地黄、天花粉、五味子等同用，治内热消渴。

（7）用法用量：煎服，9～15g。

（8）调剂须知：①外感风寒发热及脾虚便溏患者不宜用。②现代研究发现，本品具有降低血糖作用。③煎服有致心律失常等毒性反应的报道。④常见混淆品为萝藦科植物杠柳的根皮（香加皮）。两者的主要区别：香加皮有浓郁的特殊香气，地骨皮无香气。其他内容参见五加皮。

四、银柴胡

（1）处方用名：银柴胡、银胡。

（2）别名：山菜根、牛肚根、沙参儿、白根子、鳖血银柴胡、土参。

（3）药物基原：为石竹科植物银柴胡的干燥根。

（4）饮片特征：多切成斜片，直径为 0.5～2.5cm。表面浅棕黄色至浅棕色，有扭曲的纵皱纹及支根痕，根头部片可见密集的疣状突起的芽、茎或根茎的残基（珍珠盘）。质硬而脆，切面黄白色，有裂隙，皮部薄，木部有黄白相间的放射状纹理。气微，味甘。以根长均匀、外皮淡黄色、断面黄白色者为佳。

（5）性味归经：甘，微寒。归肝、胃经。

（6）主要功用：清虚热，除疳热。①用于阴虚发热，盗汗，骨蒸潮热等。为退虚热除骨蒸之佳品。多与地骨皮、青蒿、鳖甲同用，如清骨散。②用于疳积发热、腹部膨大、口渴消瘦、毛发焦枯等症，常与鸡内金、使君子及党参等药同用。

（7）用法用量：煎服，3～9g。

（8）调剂须知：①本品来源和功用与解表药柴胡不同，不能相互代用。②外感风寒，血虚无热者忌用。③当前混伪品较多，是药监部门关注的品种。常见混淆品有石竹科植物灯心蚤缀、旱麦瓶草、窄叶丝石竹等的根。与正品的主要区别：混淆品根头部有几个茎基，断面具异型维管束，味微甘而苦涩。

五、胡黄连

（1）处方用名：胡黄连、胡连。

（2）别名：假黄连、胡中、黑连。

（3）药物基原：为玄参科植物胡黄连的干燥根茎。

（4）饮片特征：多切成段状。表面灰棕色至暗棕色，直径为0.3～1cm，可见较密集的环节和稍隆起的根痕。切面灰棕色至灰黑色，有裂隙，可见4～10个类白色点状维管束排列成环。体轻，质松脆。气微，味极苦。以条粗、无叶基、折断时有粉尘、断面灰黑色、味苦浓者为佳。

（5）性味归经：苦，寒。归肝、胃、大肠经。

（6）主要功用：清湿热，除骨蒸，消疳热。①用于骨蒸潮热。常与银柴胡、地骨皮等同用，如清骨散。②用于小儿疳积发热、消化不良、腹胀体瘦、低热不退等症。常与党参、白术、山楂等同用，如肥儿丸。③用于湿热泻痢，黄疸，痔疮肿痛。可与黄芩、黄柏等同用。

（7）用法用量：煎服，1.5～9g。

（8）调剂须知：①本品与黄连来源及功用不同，不能相互取代。②本品苦寒，脾胃虚寒者慎用。

六、枸骨叶

（1）处方用名：枸骨叶。

（2）别名：猫儿刺、八角刺、羊角刺、功劳叶。

（3）药物基原：为冬青科植物枸骨的干燥叶。

（4）饮片特征：呈类长方形或矩圆状长方形，长为3～8cm，宽为1.5～4cm。先端具3枚较大的硬刺齿，顶端1枚常反卷。上表面黄绿色或绿褐色，有光泽，下表面灰黄色或灰绿色，叶脉羽状，叶柄较短。革质，硬而厚。气微，味微苦。以色绿、无枝者为佳。

（5）性味归经：苦，凉。归肝、肾经。

（6）主要功用：清热养阴，平肝，益肾。用于肺痨咯血，骨蒸潮热。可配伍沙参、麦冬、白及等；用于头晕目眩，则与枸杞子、女贞子、旱莲草同用。近来还将其用于原发性高血压。

（7）用法用量：煎服，9～15g。

（8）调剂须知：本品在药房调剂尚不普遍。

第三章　治疗高血压药

第一节　高血压的病理生理和发病机制

一、高血压病因

正常人血压应低于 140/90mmHg（1mmHg＝0.133kPa），若高于该标准，即可认定为高血压。高血压是当今世界的主要流行病之一。在发展中国家，有 25%～30%的成人患有高血压，而 70 岁以上老年人的患病率可达 60%～70%。一般来说，血压水平越高，心血管疾病的发生风险就越高。据估计，全世界 6%的成人死于高血压，提示高血压的危害性普遍而严重。高血压是导致心脑血管病、脑卒中、心力衰竭以及终末期肾病等重大疾病的重要原因。2013 年，世界卫生日的主题就是控制高血压。

高血压分为原发性高血压和继发性高血压。90%的高血压均为原发性高血压，其病因不明确；其余 10%为继发性高血压。继发性高血压的病因包括：肝脏和肾脏疾病、肾上腺激素分泌过多、妊娠、睡眠失常、皮质类固醇类药物、非甾体抗炎药、酒精、尼古丁和咖啡因等。

二、发病机制

（一）正常血压调节

血压调节是最复杂的生理机制之一。由心血管、肾、神经、内分泌多个系统共同参与。基础血压为血液通过血管系统提供动力，而维持这种功能对生命而言是非常重要的。在自然选择下，重要器官具有保持血压稳定的进化机制不足为奇。所有的哺乳动物基本上具有相同的循环系统，不同种类间的血压调节系统是高度进化保守的。其中，压力反射介导的交感神经系统以及肾素-血管紧张素-醛固酮系统是参与血压调节的最主要的两个系统。

交感神经系统可以对血压进行短暂或持久性的调节。动脉血压的反馈和行为控制在延髓头端腹外侧核（rostral ventrolateral medulla，RVLM），也称为血管舒缩调控中枢。RVLM 传入信号来自延髓孤束核（nucleus of the solitary tract，NTS），而 NTS 则对 RVLM 起抑制作用。NTS 一方面接收来自颈动脉窦和主动脉弓（颈-主动脉压力反射）以及心房和心室（心肺的压力反射）的传入抑制信号；另一方面接收来自肾和骨骼肌化学感受器的传入刺激信号。同时，NTS 还整合来自脑干、基底核和最后区（area postrema，AP）的兴奋性或抑制性中枢信号。其中，AP 对血管紧张素Ⅱ（angiotensinⅡ，AngⅡ）反应敏感，可减弱 NTS 的抑制效应，进而增加 RVLM 依赖的交感神经冲动发放。最终，RVLM 通过脊髓和交感神经节传递信号来调节心率、心搏出量和体循环血管阻力，共同决定血压水平。

肾脏通过血容量调节发挥对血压的长期调控作用。肾脏中的压力感受器对于动脉血压的下降（以及交感神经刺激 β 肾上腺素受体）做出反应而释放肾素，肾素可以将血管紧张素原转化为血管紧张素Ⅰ（angiotensinⅠ，AngⅠ），AngⅠ在血管紧张素转化酶（angiotensin converting enzyme，

ACE）作用下转变为 AngⅡ。AngⅡ是机体循环中作用最强的缩血管物质，可以升高血压。此外，AngⅡ还可以刺激醛固酮（aldosterone，ALD）的分泌，导致肾脏对钠的重吸收增多及血容量的增大，进一步升高血压。

（二）高血压的发病机制

高血压的发病机制尚未完全清楚，目前认为涉及的因素包括神经机制紊乱、外周自身调节机制减弱、激素或局部活性物质异常以及电解质失衡等。

1．遗传决定性

高血压有明显的遗传倾向，据估计人群中至少有20%～40%的血压变异是由遗传决定的。流行病学研究提示，高血压发病有明显的家族聚集性。双亲无高血压、一方有高血压和双亲均有高血压者，其子女高血压发生率分别为3%、28%和46%。单卵双生同胞的血压一致性相较双卵双生同胞更为明显。

高血压患者有跨膜电解质转运紊乱的表现，其血清中有一种激素样物质，可抑制 Na^+-K^+-ATP 酶活性，以致其功能降低，导致细胞内 Na^+、Ca^{2+}浓度增加，动脉壁平滑肌细胞收缩加强，肾上腺素受体密度增加，血管反应性加强而使动脉血压升高。因此，有人认为膜对 Na^+、Ca^{2+}运转的障碍是遗传因素决定的膜功能异常的表现，而高血压可能是一种细胞膜病。

2．环境诱导

（1）高钠摄入：流行病学调查证明，高钠摄入可使血压升高，而低钠饮食可降低血压。但是，高钠摄入导致血压升高常有遗传因素参与，具体机制尚不清楚。

（2）精神影响：人在长期精神紧张、压力、焦虑或长期环境噪声、视觉刺激下也可引起高血压。这可能是外界刺激使肾上腺素释放增加、大脑皮质兴奋、抑制平衡失调，引起皮层下血管舒缩中枢功能紊乱、交感兴奋和外周血管持续性收缩，导致血压升高。

（3）吸烟：吸烟可导致高血压，并降低降压药物的疗效。高血压与吸烟并存时，会构成心血管疾病的主要危险因素。吸烟引起原发性高血压的发生发展是因为正常肺泡巨噬细胞在烟的刺激下可释放中性粒细胞趋化因子，将中性粒细胞吸引到肺部，使肺功能下降，进而损伤右心。右心供血的右冠状动脉亦可能受吸烟影响而导致高血压。

（4）饮酒：大量数据表明，饮酒量的多少与血压水平呈正性线性相关。另外，酗酒能够增加人群中高血压发病的危险性。但是，目前没有研究证明饮酒与高血压之间有无因果关系。

（5）阻塞性睡眠呼吸暂停综合征（obstructive sleep apnea syndrome，OSAS）：OSAS 以睡眠中上气道阻塞、频繁出现呼吸不畅和呼吸中断为特征。慢性间歇低氧可通过影响中枢神经系统某些基因的转录来调控中枢神经系统交感神经活性，交感神经活性增强在 OSAS 患者高血压发病机制中起重要作用。化学反射是交感神经兴奋性的一个重要调节器，OSAS 患者外周化学反射敏感性常增强，是 OSAS 患者高血压形成的潜在机制。OSAS 患者对压力反射调节能力降低，压力反射异常参与了高血压的形成。研究证明，OSAS 是一种可引起血压升高的原因，它可引起一过性血压升高，长期可导致持续性高血压，并增加心脑血管疾病的发生率。

（6）性格：有研究表明，A 型行为对高血压的发生发展有一定的影响，并可能对患者的预后产生不利作用。这可能是由于 A 型行为者竞争意识强、好胜心强及时间紧迫感（匆忙症），引起体内交感神经兴奋，血浆中去甲肾上腺素升高，血管收缩，血压升高。此外，A 型行为患者易发生恼火、激动和不耐烦等不良情绪，可促进血管壁的损伤，使高血压进一步恶化。

3．交感神经系统活性亢进

交感神经广泛分布于心血管系统中。交感神经活性增强，可导致心率增快、心肌收缩力加强和心输出量增加；作用于血管 α 受体可使小动脉收缩、外周血管阻力增加和血压升高；直接或间接激活肾素—血管紧张素系统（renin-angiotensin system，RAS），进而收缩血管并通过 AngⅡ促进 ALD 分泌，增加血容量。作为交感神经递质的去甲肾上腺素具有强烈的缩血管和升压作用，表明交感神经功能紊乱和活性增加在高血压发病机制中具有一定作用。

4．肾性水钠潴留

肾脏是调节水、电解质、血容量和排泄体内代谢产物的主要器官。肾功能异常可导致水钠潴留，使细胞外液增加，致心排出量增加，引起小动脉壁含水量增多，外周阻力增加，血压升高；由于血管壁平滑肌内 Na^{+}、Ca^{2+}浓度增高，使动脉壁平滑肌收缩性增强，引起血压升高。

5．RAS

该系统由肾素、血管紧张素原、ACE、Ang 及血管紧张素受体（angiotensin receptor，AT）构成。在多种因素的作用下，肾素释放增加，作用于血管紧张素原，使其生成 10 肽化合物 Ang Ⅰ；Ang Ⅰ在 ACE 的作用下转化为 AngⅡ。此外，Ang Ⅰ也可经糜蛋白酶、组织蛋白酶 G 的作用转化为 AngⅡ。AngⅡ与效应器细胞膜上的特异性受体结合产生生物学效应。根据受体蛋白结构、药理特性与信号转导过程的不同，对 AT 进行分型，现已确定的有 AT1、AT2、AT3 和 AT4。AngⅡ的绝大多数作用是由 AT1 受体介导的，而有关 AT2～4 受体介导的生理功能至今尚不清楚。

除循环中的 RAS 外，在许多组织如心脏、血管、脑、肾等组织中也存在局部组织的 RAS 系统。局部组织的 RAS 对组织生理功能及其结构起重要的调节作用。心血管组织中的 RAS 在高血压、心血管重构、动脉粥样硬化等的发生和发展过程中起重要作用。

AngⅡ经 AT1 受体介导，对心肌有明显的正性肌力作用和正性频率作用，并在心肌肥厚与重构中起关键作用。AngⅡ能增加外周血管阻力，升高血压。其作用机制包括直接收缩血管平滑肌、易化外周交感神经冲动的传递、促进肾上腺髓质释放儿茶酚胺。

AngⅡ对肾脏入球小动脉及出球小动脉均有直接收缩作用，从而增加肾小球毛细血管压力。AngⅡ还作用于肾小球系膜细胞 AT1 受体，促进转化生长因子 β_1（transforming growth factor β_1，TGF-β_1）表达增加，肾小球系膜外基质生成增加，并使肾小球毛细血管压力增加。RAS 在糖尿病肾病等肾脏疾病的发病学中占重要地位。AngⅡ作用于肾上腺皮质球状带，促进 ALD 释放。ALD 作用于肾脏远曲小管和集合管，增加水钠潴留。

6．胰岛素抵抗

高血压患者中半数存在胰岛素抵抗现象。胰岛素抵抗指的是机体组织的靶细胞对胰岛素作用的敏感性和（或）反应性降低的一种病理生理反应。其结果是胰岛素在促进葡萄糖摄取和利用方面的作用明显受损，一定量的胰岛素产生的生物学效应低于预计水平，导致代偿性胰岛素分泌增加，发生继发性高胰岛素血症，可使电解质代谢发生障碍，通过 Na^{+}、K^{+}交换和 Na^{+}-K^{+}-ATP 酶激活，胞内 Na^{+}浓度增加，并可使 AngⅡ刺激 ALD 的产生和作用加强，导致钠潴留；还使血管对体内升压物质反应增强，血中儿茶酚胺水平增加，血管张力增高。高胰岛素血症可影响跨膜阳离子转运，使胞内 Ca^{2+}浓度升高，加强缩血管作用，并增加内皮素释放，减少前列腺素合成，从而影响血管舒张功能。上述这些改变均能促使血压升高，并诱发动脉粥样硬化病变。

（三）高血压相关的分子物质

1．血清C-反应蛋白（serum C reactive protein，CRP）

有学者认为炎症反应可能参与了高血压的发生发展。高浓度 CRP 可上调血管紧张素受体的表达，增强血浆纤溶酶原激活物抑制剂的生成，激活血管平滑肌释放炎症因子，使血管对内皮依赖性舒血管物质的反应性减弱，NO 生成减少，导致血管阻力增加，血管收缩，从而使血压升高。

2．性激素

有研究提示，男性高血压的发病原因是雌激素水平降低，不能足够拮抗孕激素的不良影响，导致血管舒缩功能障碍，血压增高。因此，性激素比例的测定比单一指标的测定对于高血压的诊断更具有价值，其比例失衡是性激素影响高血压发病的关键所在。

3．瘦蛋白

瘦蛋白是肥胖基因（OB 基因）产生并由脂肪细胞分泌的一种由 167 个氨基酸组成的蛋白质，它的主要生理功能是调节脂肪的沉积。流行病学调查显示，肥胖与高血压的发病关系密切，而瘦蛋白与肥胖密切相关。有研究发现，血清瘦蛋白浓度与收缩压及舒张压呈显著正相关，这提示血清瘦蛋白与原发性高血压间有一定的联系。

4．神经内分泌因子

一般认为，细动脉的交感神经纤维兴奋性增强是高血压发病的重要神经因素。交感神经节后纤维有两类：①缩血管纤维，递质为神经肽 Y 及去甲肾上腺素；②扩血管纤维，递质为降钙素基因相关肽及 P 物质。这两种纤维功能失衡，即前者功能强于后者时，会引起血压升高。有研究发现，降钙素基因相关肽可能抑制大鼠下丘脑去甲肾上腺素的释放。

5．不对称二甲基精氨酸同型半胱氨酸

有实验表明，高血压的收缩压与同型半胱氨酸（homocysteine，Hey）水平呈正相关。高Hey血症时，Hey 不仅可通过氧自由基、超氧化物或 H_2O_2 增加 NO 的降解，而且可抑制一氧化氮合酶（Nitric Oxide Synthase，NOS）的活性，直接致NO生成减少，引起内皮依赖性血管舒张功能失调，扩血管物质减少，使外周血管阻力增加。高 Hey 可致平滑肌细胞增生：血管平滑肌细胞增殖一方面使血管内皮胶原积蓄增加，另一方面使正常血管的微纤维缺失或聚集紊乱，血管壁增厚，血管重构，从而引起体循环血管阻力增加。高 Hey 可致脂质代谢紊乱，动脉内皮损伤，促进脂质沉积于动脉壁，泡沫细胞增加，还可改变动脉壁糖蛋白分子纤维化结构，促进斑块钙化。而且，动脉硬化可导致肾动脉硬化和肾功能受损，从而升高血压，又可使 Hey 增加，形成恶性循环。

第二节　高血压的药物治疗

血压的生理调节极为复杂，形成动脉血压的基本因素是心输出量和外周血管阻力。前者受心脏功能、回心血量和血容量的影响，后者主要受小动脉紧张度的影响。在众多的神经体液调节机制中，交感神经系统、肾素—血管紧张素—醛固酮系统、血管内皮精氨酸-NO 途径及血管平滑肌细胞内 Ca^{2+}浓度等起着重要作用，并使血压维持在一定的范围内。大多数抗高血压药物都是通过影响这些环节而发挥降压效应。根据各种药物的作用和作用部位可将抗高血压药物分为以下几类。目前，国内外应用广泛或称为第一线抗高血压药物的是利尿药、钙拮抗药（calcium antagonist，CAT）、β 受体阻断药和血管紧张素转化酶抑制药（ACE inhibitors，ACEIs）四大类药物。AT1 拮抗药是近几年发展的新药，临床应用实践相对短些。但因这类药具有许多优点，临床应用越来越多，故将其置于上述四大类药物之后。其他抗高血压药物如中枢性降压药和血管扩张药等较少单独应用。

一、抗高血压药物的分类介绍

（一）利尿药

利尿药是人们在研究磺胺类抗菌药的过程中发现的。早在 1937 年，人们观察到服用磺胺类药物的动物或人的尿中 Na^+、K^+和 pH 都比正常值高。进一步研究发现，磺胺类药物中的磺胺基团与 HCO_3^-结构相似，竞争性抑制了肾小管上碳酸酐酶（carbonic anhydrase，CA），引起肾 Na^+、HCO_3 和 H_2O 的排出量增加，即产生利尿作用。经对磺胺类药物的利尿作用进行深入研究，于 1953 年发现 CA 抑制药乙酰唑胺。乙酰唑胺抑制 CA 的能力是磺胺药物的 1000 倍，但利尿作用是短效的，这就促进人们进一步寻找更长效的药物。1958 年，第一个更长效药物氯噻嗪的发现，开启了利尿药治疗的新时代。

利尿药治疗原发性高血压已超过半个世纪的历史，从 20 世纪 70 年代世界卫生组织（WHO）提倡的阶梯治疗方案到现在不断更新的各种高血压指南中，均将利尿药作为一线降压药。美国预防、检测、评估和治疗高血压全国联合委员会第七次报告（JNC7）则特别指出，利尿药在高血压治疗中应作为首选治疗药物。近来发布的《ESC/ESH 欧洲高血压指南》再次强调了利尿药作为高血压治疗一线药物的地位。我国高血压治疗新指南提出“尽早联合、尽早达标”的观点，突出了利尿药在联合用药中不可替代的优势。

利尿药降低血压的确切机制尚不十分明确。用药初期及短期应用时，利尿药可减少细胞外液容量及心输出量。长期给药后心输出量逐渐恢复至给药前水平而降压作用仍能维持，此时细胞外液容量仍有一定程度的减少。若维持有效的降压作用，血浆容量通常比治疗前减少 5%，伴有血浆肾素水平持续升高，说明体内 Na^+持续减少。利尿药长期使用可降低血管阻力，但该作用并非直接作用，因为利尿药在体外对血管平滑肌无作用，肾切除的患者及动物使用利尿药也不能发挥降压作用。利尿药降低血管阻力最可能的机制是持续地降低体内 Na^+浓度及降低细胞外液容量。平滑肌细胞内 Na^+浓度降低可能导致细胞内 Ca^{2+}浓度降低，从而使血管平滑肌对缩血管物质（如去甲肾上腺素）的反应性减弱。减少还可诱导动脉壁产生扩血管物质，如激肽、前列腺素等。过量摄入 NaCl 能使利尿药减效，限制 NaCl 的摄入则能使其增效，这亦证明排 Na^+是利尿药降压的主要机制。

利尿药主要分为三类：噻嗪类、袢利尿药、留钾利尿药，在肾小管的作用部位、作用长短、起始有效剂量以及肾功能减退时的不同效应，使其在临床应用时既有差别，又可互补。

1. 噻嗪类

该类药物主要有氢氯噻嗪、氯噻酮、吲达帕胺、苄氟噻嗪。抑制远曲小管近端对 Na^+的再吸收，减少血容量、细胞外液容积和心排出量，6～8 周后此作用减弱，但周围阻力降低。用小剂量治疗，需数周才能达到充分疗效。噻嗪类利尿药脂溶性较高，故口服吸收迅速。氢氯噻嗪口服吸收迅速但不完全，进食能增加吸收量。口服后 1～2 小时起效，4～6 小时达峰血浓度，$T_{1/2}$为 15 小时，主要以原形由尿排泄。氯噻酮口服吸收不完全，$T_{1/2}$可长达 40～60 小时，蛋白结合率 75%，以原形经尿排出。吲达帕胺口服 2 小时达峰血浓度，$T_{1/2}$为 14 小时，体内代谢广泛，主要经尿排泄。苄氟噻嗪口服吸收完全，血浆蛋白结合率高达 94%，$T_{1/2}$为 3～4 小时，绝大部分由肾脏排泄，少量由胆汁排泄。

噻嗪类利尿药是最常用的一类降压药，可单独应用治疗轻度高血压，也常与其他降压药合用以治疗中、重度高血压，是联合降压治疗中最多用的一类药。治疗慢性高血压，此类药用一般剂量已可发挥作用，增大剂量突然引起代谢不良反应而未必增加疗效，不如与其他降压药合并治疗。

2. 袢利尿药

该类药物包括呋塞米、布美他尼、托拉塞米、依他尼酸。使肾小管对 Na^+的重吸收下降，排尿迅速增加。此类药特异性地与 Cl^-竞争 Na^+-K^+-2Cl^-共转运体蛋白的 Cl^-结合部位，使尿中 Na^+、K^+、Cl^-浓度增高。输送到远曲小管和集合管的 Na^+增加，促使 Na^+-K^+交换增加，强大的利尿作用使体液减少，促进肾素释放，使 ALD 分泌增多，也促使 Na^+-K^+交换增加，从而使 K^+排泄进一步增加。袢利尿药对血管床有直接作用，呋塞米能降低肾血管阻力，增加肾血流量，改变肾皮质内血流分布。布美他尼的作用强度比呋塞米强 40～50 倍，是目前最强的利尿药。呋塞米的生物利用度为 60%，$T_{1/2}$为 2 小时，口服 1 小时内起效，1～2 小时达峰血浓度，作用持续 4～6 小时。呋塞米和布美他尼由于作用时间短，故高血压治疗需每天 2～3 次给药。托拉塞米作用时间长，可每天给药 1 次。依他尼酸由于耳毒性较大，故不用于高血压治疗。

袢利尿药排钠作用较强，且不降低肾血流量，但其不良反应大，仅短期用于高血压危象及伴有慢性肾功能不良的高血压患者。治疗高血压必须产生足够的利尿作用，缩小血容量，短作用利尿后钠很快被重新调整，一天 1 次不足以控制全天血压。

3. 留钾利尿药

该类药物有氨苯蝶啶、阿米洛利、螺内酯。抑制肾脏远端小管和集合管的 Na^+-K^+交换，从而使 Na^+、Cl^-、水排泄增多，而 K^+排泄减少。其作用不依赖于 ALD，本身促尿 Na^+排泄和抗高血压活性较弱，与噻嗪类或袢利尿药合用有协同作用。氨苯蝶啶口服后 30%～70%迅速吸收，血浆蛋白结合率 40%～70%，口服后 2～4 小时起效，6 小时达峰作用，作用持续 7～9 小时。阿米洛利口服后 2 小时内起效，达峰 3～4 小时，$T_{1/2}$为 6～9 小时，作用时间 6～10 小时，50%经尿排泄，40%经大便排泄，长期服用无药物蓄积作用。螺内酯口服吸收较好，生物利用度＞90%，血浆蛋白结合率＞90%，进入体内后 80%由肝脏代谢为活性产物。口服 1 日左右起效，2～3 日达高峰，停药后作用仍可维持 2～3 日。留钾利尿药常与噻嗪类降压利尿药同用，加强治疗作用而避免 K^+流失。

我国高血压患者的主要并发症是脑卒中，利尿药对脑卒中的一级、二级预防优于 ACEIs、β 受体阻断药。因此，利尿药与其他四类降压药一样，可作为高血压起始、维持或联合治疗的选择之一。利尿药在过去、现在及将来均为高血压治疗的主要选择之一。根据循证医学及患者具体情况，可个体化选择利尿药治疗高血压，如高血压合并肥胖、心功能不全、盐敏感性高血压、老年高血压、单纯收缩期高血压，需定期监测血钾、血糖、血脂及血尿酸。综上所述，利尿药是一种经济有效的药物，单独和联合应用利尿药可预防心脑血管并发症，适于广大高血压患者长期应用。

（二）钙拮抗药

1971 年，药理学家 Fieckensfein 发现血管扩张药普尼拉明和维拉帕米的冠状动脉舒张作用和对心脏的负性肌力作用，并证实其作用机制是抑制 Ca^{2+}经电压门控 Ca^{2+}通道内流，且这一作用可被增加细胞外 Ca^{2+}浓度而翻转，故将这类药物命名为钙通道阻滞剂，又称钙拮抗药。Ca^{2+}通道是细胞膜上的离子通道，当膜电位接近－40mV 时，Ca^{2+}通道开放。Ca^{2+}通道根据激活方式的不同分为两类：受体调控 Ca^{2+}通道及电压依赖 Ca^{2+}通道，后者根据其电导值及动力学特性的不同又分若干亚型，如 L-、T-、N-、P-、Q-、R-型等。在心血管系统以 L-及 T-型钙通道为主。临床常用的 CCB 主要作用于 L-型 Ca^{2+}通道。L-型 Ca^{2+}通道的开放时间较久，是细胞兴奋时外 Ca^{2+}内流的主要途径，广泛分布于心肌、血管平滑肌等组织。血管平滑肌细胞内的 Ca^{2+}主要来自胞外 Ca^{2+}经 L-型通道的内流，细胞内 Ca^{2+}量增多时，Ca^{2+}与钙调蛋白形成复合物，通过复合物激活肌球蛋白轻链激酶，后者催化肌球蛋白轻链磷酸化，继而促发肌动蛋白、肌球蛋白相互作用而引起收缩。CCB 通过阻滞 Ca^{2+}通道，使进入细胞内的 Ca^{2+}总量减少，导致小动脉平滑肌松弛，外周阻力降低，血压随之下降，但对静脉血管影响较小。

根据药物对通道的选择性，CCBs 可分为两类：选择性 CCBs 和非选择性 CCBs。我国以往完成的较大样本的降压治疗临床试验多以二氢吡啶类 CCBs 为研究用药，并证实以二氢吡啶类 CCBs 为基础的降压治疗方案可显著降低高血压患者脑卒中风险。此类药物尤其适用于老年高血压、单纯收缩期高血压、伴稳定型心绞痛、冠状动脉或颈动脉粥样硬化及周围血管病患者。常见不良反应包括反射性交感神经激活导致心跳加快、面部潮红、脚踝部水肿、牙龈增生等。二氢吡啶类 CCBs 没有绝对禁忌证，但心动过速与心力衰竭患者应慎用，如必须使用，则应慎重选择特定制剂，如氨氯地平等长效药物。急性冠状动脉综合征患者一般不推荐使用短效硝苯地平，口服短效硝苯地平用于高血压危象的紧急治疗。在无法口服给药时，可以通过静脉内注射尼卡地平和氯维地平控制高血压。尼卡地平滴注速率为 2～15mg/h；氯维地平初始滴注速率为 1～2mg/h，每 3 分钟剂量加倍，至最大剂量为 32mg/h，2～4 分钟即可起效，常用于手术中控制血压。临床上常用的非二氢吡啶类 CCBs 主要包括维拉帕米和地尔硫䓬两种药物，也可用于降压治疗，常见不良反应包括抑制心脏收缩功能和传导功能，有时也会出现牙龈增生。Ⅱ～Ⅲ度房室传导阻滞、心力衰竭患者禁止使用。因此，在使用非二氢吡啶类 CCB 前应详细询问病史，进行心电图检查，并在用药 2～6 周复查。

选择性 CCBs 口服后在胃肠道的吸收完全，首关消除明显，生物利用度低，血浆蛋白结合率较高。该类药物均能有效地降低血压，可用于轻、中、重度高血压及高血压危象的治疗，尤其适用于高血压合并冠心病、心肌缺血、外周血管病、哮喘及慢性阻塞性肺疾病患者。最常用于治疗高血压的 CCBs 是选择性作用于血管平滑肌的二氢吡啶类，其次是同时作用于心肌和血管平滑肌的非二氢吡啶类。1990 年国际高血压联盟和世界卫生组织推荐 CCBs 为五个一线降压药物之一；依据中国高血压联盟统计，目前我国接受高血压药物治疗患者中 50%左右在使用 CCBs。其中二氢吡啶类药物在化学结构上有较大的改造余地，作用研究进展突出，引进品种众多，市场前景广阔，其代表药物硝苯地平和尼莫地平在1992—2000年世界畅销药品中分列第二位和第五位。

1．二氢吡啶类

（1）硝苯地平：作用于细胞膜L-型 Ca^{2+}通道，通过抑制 Ca^{2+}从细胞外进入细胞内而使细胞内 Ca^{2+}浓度降低，导致小动脉扩张，总外周血管阻力下降而降低血压。由于周围血管扩张，可引起交感神经活性反射性增强而引起心率加快。对轻、中、重度高血压均有降压作用，亦适用于合并有心绞痛或肾脏疾病、糖尿病、哮喘、高脂血症及恶性高血压患者。目前多推荐使用缓释片剂，以减轻迅速降压造成的反射性交感活性增加。本药口服吸收迅速完全，10分钟后即可测出血药浓度，30分钟后达峰浓度，作用持续4～8小时，$T_{1/2}$为2小时，而控缓释片的消除 $T_{1/2}$可延长至7小时。血浆蛋白结合率为90%，在肝脏内转换为无活性的代谢产物，大部分经肾排泄。

（2）尼群地平：作用与硝苯地平相似，但对血管松弛作用较硝苯地平强，血管选择性较强，能引起冠状动脉、肾小动脉等全身血管的扩张，降压作用温和而持久，适用于各型高血压。每日口服1～2次，吸收良好，但有明显的首关效应。口服30分钟后收缩压开始下降，60分钟后舒张压开始下降，降压作用在1～2小时最大，持续6～8小时。本药在肝内广泛代谢，代谢产物70%经肾排泄，肝病患者血药浓度和消除半衰期增加，因此肝功能不良者须慎用或减量。如与地高辛合用可增加地高辛血药浓度。

（3）拉西地平：高度选择性作用于血管平滑肌的 Ca^{2+}通道，主要扩张周围动脉，减少外周阻力，降压作用强而持久，不易引起反射性心动过速和心搏出量增加，用于轻、中度高血压。本药具高度脂溶性，透入血管细胞膜，沉积于两个脂质层之间，然后缓慢释放，因而具有长药效作用，可每日口服1次。该药口服吸收迅速，由于肝脏广泛首关代谢，生物利用度为2%～9%，肝功能不全者生物利用度可能增加，需减量或慎用。同时具有抗动脉粥样硬化作用。不良反应有心悸、头痛、面红、水肿等。

（4）氨氯地平：作用与硝苯地平相似，但降压作用较硝苯地平平缓，持续时间较硝苯地平显著延长。本药选择性抑制 Ca^{2+}跨膜进入平滑肌细胞和心肌细胞，对平滑肌的作用大于心肌。高血压患者每日口服1次，可以24小时降低血压，降压效果平稳。长期使用不引起心率或血浆儿茶酚胺显著改变。本药口服后吸收完全但缓慢，6～12小时达峰浓度，生物利用度64%～90%，不受饮食影响。血浆蛋白结合率95%，用药7～8天达到稳态血药浓度，终末半衰期为50小时。大部分经尿排出，少部分从胆汁或粪便排出。本药为左旋氨氯地平，其中左旋型具有药理活性，右旋型无活性。最常见的不良反应是头痛和水肿，均由血管扩张引起。

以上各种CCBs均有良好的降压作用。短效药硝苯地平等价格低廉，降压效果确实，最为常用。从保护高血压靶器官免受损伤的角度以长效类新药为佳，但价格较贵。因此，中效类如尼群地平等效果确实、价格低廉，值得认真研究，潜力较大。

2．非二氢吡啶类

（1）维拉帕米：通过调节心肌传导细胞、心肌收缩细胞以及动脉血管平滑肌细胞的 Ca^{2+}内流，发挥其药理学作用，但不改变血清 Ca^{2+}浓度。本药降低体循环的血管阻力，降低血压，不引起体位性低血压或反射性心动过速。该药可减轻后负荷，抑制心肌收缩，改善左室舒张功能。口服吸收达

90%，首关效应明显，生物利用度为 20%～30%，1～2 小时达峰浓度，而口服缓释片可使达峰浓度时间延长至 5～7 小时。在肝内广泛代谢，去甲维拉帕米为主要代谢产物，具有原药 20%的活性，平均消除 $T_{1/2}$ 为 2.8～7.4 小时。肝功能不全时本药代谢延迟，清除 $T_{1/2}$ 延长至 14～16 小时，表观分布容积增加。严重的不良反应少见。临床应用时应注意严重左心室功能不全，中、重度心力衰竭，已接受 β 受体阻断药治疗的心功能障碍患者避免使用本药。

（2）地尔硫䓬：在心肌与血管平滑肌除极时抑制 Ca^{2+} 内流，使血管平滑肌松弛，周围血管阻力下降，血压降低。其降压的幅度与高血压的程度有关。本药口服后吸收达 80%，首关效应强，生物利用度为 40%，在体内代谢完全。单次口服给药后，2～3 小时达峰浓度，最小有效血药浓度为 50～200ng/mL。该药有负性肌力作用，心室功能受损的患者应慎用，并且偶尔出现急性肝损伤，停药可恢复。肝肾功能受损者应用本药应谨慎。

（三）β 受体阻断药

β 受体阻断药能与去甲肾上腺素能神经递质或肾上腺素受体激动药竞争 β 受体而拮抗其 β 型拟肾上腺素作用。β 受体阻断药可根据受体选择性分为非选择性（$β_1$、$β_2$ 受体阻断药）和选择性（受体阻断药）两类。β 受体阻断药的降压机制尚未完全阐明，但考虑多数与阻断 β 受体有关：①减少心排出量；②抑制肾素分泌；③降低外周交感神经活性；④中枢降压作用；⑤改变压力感受器的敏感性；⑥增加前列腺素的合成。不同的 β 受体阻断药在许多方面如脂溶性、对 $β_1$ 受体的选择性、内在拟交感活性及膜稳定性等方面有所不同，但均为同样有效的降压药，广泛用于各种程度的高血压。长期应用一般不引起水钠潴留，亦无明显的耐受性。不具内在拟交感活性的 β 受体阻断药可增加血浆甘油三酯浓度，降低高密度脂蛋白胆固醇（high density lipoprotein cholesterol，HDL-C），而有内在拟交感活性者对血脂影响很小或无影响。

1．普萘洛尔（心得安、萘心安）

为非选择性 β 受体阻断药，对 $β_1$ 和 $β_2$ 受体具有相同的亲和力，缺乏内在拟交感活性。可通过多种机制产生降压作用，即减少心输出量、抑制肾素释放、在不同水平抑制交感神经系统活性（中枢部位、压力感受性反射及外周神经水平）和增加前列环素的合成等。该药为高度亲脂性化合物，口服吸收完全，肝脏首关消除显著，生物利用度为 25%，且个体差异较大。实际 $T_{1/2}$ 为 4 小时，但降压作用持续时间较长，可每天 1～2 次。本药可用于各种程度的原发性高血压。可作为抗高血压的首选药单独应用，也可与其他抗高血压药合用。对心输出量及肾素活性偏高者疗效较好，高血压伴有心绞痛、偏头痛、焦虑症等选用 β 受体阻断药较为合适。可出现头晕、心率过慢以及中枢神经系统不良反应等。

2．阿替洛尔

降压机制与普萘洛尔相同，但对心脏的 $β_1$ 受体有较大的选择性，而对血管及支气管的 $β_2$ 受体的影响较小。但较大剂量时对血管及支气管平滑肌的 $β_2$ 受体也有作用。无膜稳定作用，无内在拟交感活性。口服用于治疗各种程度高血压，降压作用持续时间较长，每日服用 1 次。最常见的不良反应为低血压和心动过缓。与 I 类抗心律失常药、维拉帕米（异搏定）、麻醉剂合用时要特别谨慎。

3．拉贝洛尔

在阻断 β 受体的同时也阻断 α 受体。其中阻断 $β_1$ 和 $β_2$ 受体的作用强度相似，对 $α_1$ 受体作用较弱，对α_2受体则无作用。本品适用于各种程度的高血压及高血压急症、妊娠高血压、嗜铬细胞瘤、麻醉或手术时高血压。合用利尿药可增强其降压效果。静脉注射或静脉滴注用于高血压急症，如妊娠高血压综合征。大剂量可致直立性低血压。

4．卡维地洛

卡维地洛为α、β受体阻断药，阻断β受体的同时具有舒张血管作用。口服首关消除显著，生物利用度为22%，药效维持可达24小时。不良反应与普萘洛尔相似，但不影响血脂代谢。用于治疗轻度及中度高血压或伴有肾功能不全、糖尿病的高血压患者。

（四）血管紧张素转化酶抑制药

目前临床上重要的一类降压药物就是ACEIs。ACEIs对实验性高血压动物及高血压患者有明显的降压作用。在降压时不引起反射性心率增快，可能是取消了AngⅡ对交感神经冲动传递的易化作用所致。直立性低血压也少见。不出现水钠潴留现象，也不易产生耐药性。不同作用强度的ACEIs因其药物结构及药代动力学方面存在差异，在降压作用出现的快慢、作用维持的时间上可呈现不同。多数ACEIs的作用维持时间较长，一般只需每日服药一次。24小时动态血压检测资料表明，多数ACEIs能平稳降压，降压谷/峰比值＞50%。

ACEIs治疗高血压疗效好。轻、中度高血压患者单用ACEIs常可控制血压。加用利尿药增效，比加大ACEIs的剂量更有效。肾血管性高血压因其肾素水平高，ACEIs特别有效，对心、肾、脑等器官有保护作用，且能减轻心肌肥厚，阻止或逆转心血管病理性重构。对伴有心力衰竭或糖尿病、肾病的高血压患者，ACEIs为首选药。

1．作用机制

（1）抑制循环和局部组织中的ACE：由于抑制循环中ACE，血浆中AngⅡ和ALD浓度降低，从而使血管扩张和血容量降低，这是用药初期外周阻力降低、血压下降的主要原因。ACEIs对局部组织（血管壁、脑、肾等）中的ACE也有抑制作用，且与局部组织中的ACE结合较持久，对酶的抑制作用时间也较长，这与ACEIs的长期降压作用有关。

（2）减少缓激肽的降解：ACEIs抑制激肽酶Ⅱ，使缓激肽降解减少，局部血管缓激肽浓度增高，激动血管内皮细胞的β_2受体，产生NO，并使前列腺素PGI2的合成增加。NO与PGI2均有扩张血管与抑制血小板聚集的作用。

（3）抑制交感神经递质的释放：ACEIs能减弱AngⅡ对交感神经末梢突触前膜AT受体的作用，从而减少去甲肾上腺能神经递质的释放。

（4）自由基清除作用：AngⅡ激活NADH/NAD-PH氧化酶，从而使超氧阴离子（superoxide anion，O_2^-产生增加。ACEIs减少AngⅡ的生成，有清除氧自由基的作用。NQ的$T_{1/2}$可被超氧化物歧化酶延长而被O_2^-缩短。ACEIs减少氧自由基产生，能使NO降解缓慢。

2．不良反应

ACEIs的不良反应轻微，患者一般耐受良好。除偶有恶心、腹泻等消化道反应或头昏、头痛、疲倦等中枢神经系统反应外，主要的不良反应如下。

（1）首剂低血压：口服吸收快、生物利用度高的ACEIs，首剂低血压不良反应多见。如卡托普利，3.3%的患者首次服用5mg后平均动脉压降低30%以上。而口服吸收慢、生物利用度低的

ACEIs，如赖诺普利此反应较少见。

（2）咳嗽：无痰干咳是ACEIs较常见的不良反应。西方报道发生率为6%～12%。东方女性不吸烟者与老年人更高，是被迫停药的主要原因。偶尔有支气管痉挛性呼吸困难，可不伴有咳嗽，吸入色甘酸钠可以缓解。咳嗽与支气管痉挛的原因可能是ACEIs使缓激肽和（或）前列腺素、P物质在肺内蓄积的结果。不同ACEIs引起咳嗽有交叉性，但发生率稍有不同。依那普利与赖诺普利咳嗽的发生率比卡托普利高，而福辛普利则较低。

（3）高血钾：由于ACEIs能减少AngⅡ生成，使依赖AngⅡ的ALD减少，导致血K^+升高，在肾功能障碍的患者与同时服用保钾利尿药的患者更多见。

（4）低血糖：由于ACEIs特别是卡托普利能增强对胰岛素的敏感性，因此常伴有降低血糖的作用。在1型与2型糖尿病患者均可有此作用。

（5）肾功能损伤：在肾动脉阻塞或肾动脉硬化造成的双侧肾血管病患者，ACEIs能加重肾功能损伤，升高血浆肌酐浓度，甚至产生氮质血症。这是因为AngⅡ可通过收缩出球小动脉维持肾灌注压，ACEIs舒张出球小动脉，降低肾灌注压，导致肾滤过率与肾功能降低，停药后常可恢复。偶有不可逆性肾功能减退发展为持续性肾衰竭者，应予注意。

（6）妊娠与哺乳：ACEIs用于妊娠的Ⅱ期与Ⅲ期时，可引起胎儿畸形、胎儿发育不良甚至死胎。亲脂性强的ACEIs如雷米普利与福辛普利可从乳汁中分泌，故哺乳妇女忌服。

（7）血管神经性水肿：可发生于嘴唇、舌头、口腔、鼻部与面部其他部位，偶可发生于喉头，威胁生命。血管神经性水肿发生的机制与缓激肽或其代谢产物有关。多发于用药的第1个月，一旦发生应停药。

（8）含－SH化学结构的ACEIs的不良反应：含有－SH基团的卡托普利可产生味觉障碍、皮疹与白细胞缺乏等与其他含－SH药物（如青霉胺）相似的反应。皮疹多为瘙痒性丘疹，常发生于用药几周内，继续服药常可自行消退。服用卡托普利的皮疹发生率比其他ACEIs要高，且不交叉发生。白细胞缺乏症仅见于肾功能障碍患者，特别是有免疫障碍或用免疫抑制药的患者。

3．常用ACEIs的作用特点

（1）卡托普利：含有－SH基团，有直接抑制ACE的作用。其降压作用起效快，口服后30分钟开始降压，1小时达高峰。降压效果与患者的RAS活动状态有关。肾素水平高或低盐饮食或服用利尿药者，降压持续时间8～12小时。因含有－SH基团，有自由基清除作用，对与自由基有关的心血管损伤如心肌缺血再灌注损伤有防治作用。口服吸收快，生物利用度为75%，食物能影响其吸收，因此宜在进餐前1小时服用。在体内分布较广，但分布至中枢神经系统及哺乳妇女乳汁中的浓度较低，$T_{1/2}$为2小时，在体内消除较快，其－SH在体内易被氧化而成为二硫化合物。40%～50%的药物以原形自肾排出，其余部分则以其代谢物形式从肾脏排泄。卡托普利的毒性小，耐受性良好。除咳嗽等前述不良反应外，因含－SH基团，可有青霉胺样反应，如皮疹、嗜酸性粒细胞增多、味觉异常或丧失等；并可有中性粒细胞减少，多发生于用药时间较长、剂量较大或肾功能障碍者，应定期检查血象。卡托普利禁用于双侧肾动脉狭窄患者，孕妇禁用。

（2）依那普利：为前药，口服后在肝脂酶作用下，生成二羧酸活性代谢物依那普利酸，后者对ACE的抑制作用比卡托普利强10倍。依那普利作用出现较缓慢，口服后4～6小时作用达高峰，但作用维持时间较长，可达 24 小时以上，因此可每日给药 1 次。降压时外周血管阻力降低，心率和心输出量则无明显改变，肾血管阻力也降低，肾血流量增加，对肾小球滤过率无明显影响。长期应用时，能逆转左室肥厚并改善大动脉的顺应性。依那普利对血糖和脂质代谢影响很小，体内分布较广，其血浆 $T_{1/2}$ 为 11 小时，主要经肾排泄。可用于治疗高血压及慢性心功能不全。其不良反应为干咳、低血压、血管神经性水肿、高血钾、急性肾衰竭等，发生率低于 10%，一般均为轻度、短暂性的，不影响继续治疗。因其化学结构不含－SH 基团，白细胞减少、味觉障碍等不良反应均少见。

（3）贝那普利：为前药，在肝脏中水解为贝那普利酸起效。贝那普利作用强，持效时间长，日服 1 次即可。口服吸收快，1 小时起效，4 小时作用达高峰。血浆消除呈双相：初期消除 $T_{1/2}$ 为 3 小时，末期消除 $T_{1/2}$ 为 24 小时。药物大部分代谢失活，经肾脏排泄的活性成分不到 1%，部分贝那普利经肝脏排泄，轻至中度肾功能减退或肝硬化对其血药浓度影响不大。贝那普利对高血压与心力衰竭有效，疗效与依那普利相似或稍强。能增加肾血流、改善肾功能，对多种慢性肾衰竭如肾小球肾病、间质性肾炎、肾血管硬化、糖尿病肾病等有效，能降低由轻、中度肾衰竭发展到末期的危险性。

（4）福辛普利：是含有磷酸基（POO-）的 ACEI，是前药。70%～80%在肝脏与肠黏膜水解为福辛普利酸起效。血药浓度峰值与降血压作用均在 3～6 小时达到高峰。因亲脂性强，与血浆蛋白结合达 95%以上，血浆 $T_{1/2}$ 为 12 小时。对心、脑 ACE 抑制作用强而持久，对肾脏 ACE 抑制作用弱而短暂，这表明它分布在心、脑较多，分布在肾脏较少。药代动力学特点是由肝、肾双通道排泄，故在肝或肾功能减退患者，一般不需要减量，较少引起蓄积中毒。福辛普利在乳汁中有分泌，哺乳妇女忌用。福辛普利适用于轻、中、重度高血压及心力衰竭。治疗高血压时，可单独使用作为初始治疗药物，或与其他抗高血压药物联合使用。治疗心力衰竭时，可与利尿剂合用。常见不良反应是头晕、咳嗽、上呼吸道症状、恶心或呕吐、腹泻和腹痛、心悸或胸痛、皮疹或瘙痒、骨骼肌疼痛或感觉异常、疲劳和味觉障碍等。

（五）AT1 受体拮抗药

AT1 受体拮抗药在受体水平阻断 RAS，与 ACEIs 比较具有作用专一的特点。早期 AT1 受体拮抗药为肽类，需静脉给药，难以推广应用。1995 年以来批准应用的非肽类 AT1 受体拮抗药有高度选择性，亲和力强，作用持久。FDA 先后批准应用的有氯沙坦、缬沙坦、厄贝沙坦、坎地沙坦、依普沙坦与替米沙坦等。

AT1 受体被阻断后，AngⅡ收缩血管与刺激肾上腺释放 ALD 的作用受到抑制，导致血压降低。反馈性地增加血浆肾素 2～3 倍，导致血浆 AngⅡ浓度升高，但由于 AT1 受体已被阻断，这些反馈性作用难以表现。但是血浆中升高的 AngⅡ通过激活 AT2 受体，可激活缓激肽-NO 途径，产生舒张血管、降低血压、抑制心血管重构等作用，有益于高血压与心力衰竭的治疗。AT1 受体被阻断后 ALD 产生减少，水钠潴留随之减轻，但对血钾影响甚微。

1. 氯沙坦

对 AT1 受体有选择性阻断作用，其对 AT1 受体的亲和力比其对 AT2 受体的亲和力高 20 000～30 000 倍。氯沙坦对肾脏血流动力学的影响与 ACEIs 相似，能拮抗 AngⅡ对肾脏入球小动脉与出球小动脉的收缩作用。氯沙坦对高血压、糖尿病合并肾功能不全患者也有保护作用，对肾脏还有促进尿酸排泄作用。氯沙坦长期用药还能抑制左室心肌肥厚和血管壁增厚。口服易吸收，吸收率为33%，口服后有14%的氯沙坦在人体肝脏内代谢为5-羧酸代谢物EXP3174，其阻断AT1受体作用比氯沙坦强10～40倍。EXP3174的$T_{1/2}$为6～9小时。氯沙坦与EXP3174均不易透过血脑屏障，大部分药物在体内被肝细胞色素P450系统代谢，仅少量氯沙坦与EXP3174以原形随尿排泄。氯沙坦的不良反应较少，少数患者用药后出现眩晕，干咳发生率比服用ACEIs明显少，对血脂及葡萄糖含量无影响，也不引起直立性低血压。禁用于孕妇、哺乳期妇女及肾动脉狭窄者。低血压及严重肾功能不全、肝病患者慎用。应避免与补钾或保钾利尿药合用。

2．缬沙坦

对AT1受体的亲和力比AT2受体强24 000倍。原发性高血压患者口服缬沙坦80mg后，4～6小时可获最大降压效果，降压作用可持续 24 小时。缬沙坦长期给药也能逆转左室肥厚和血管壁增厚。可单用或与其他抗高血压药物合用治疗高血压。不良反应发生率较低，主要有头痛、头晕、疲乏等。低钠或血容量不足、肾动脉狭窄、严重肾功能不全、胆汁性肝硬化或胆道梗阻患者，服用缬沙坦有可能引起低血压。用药期间应慎用保钾利尿药与补钾药。孕妇与哺乳期妇女禁用。

3．厄贝沙坦

是强效、长效的AT1受体阻断药，其对AT1受体的选择性比AT2受体高8500～10 000倍，比氯沙坦对AT1受体亲和力强10倍。原发性高血压患者一次口服150mg后，3～4小时降压作用达峰值，持效 24 小时以上。口服易吸收，生物利用度为60%～80%，其吸收不受食物的影响。血浆蛋白结合率为90%，消除较长，可达 11～15 小时。在体内主要经肝脏代谢，部分药物随尿及粪便排出体外。可单用或与其他抗高血压药物合用治疗高血压。厄贝沙坦用于高血压合并糖尿病肾病患者，能减轻肾损害，减少尿蛋白，增加肌酐清除率。

4．坎地沙坦

是坎地沙坦酯的活性代谢物，对 AT1 受体具有强效、长效、选择性较高等特点。它对 AT1 受体的亲和力比氯沙坦高 50～80 倍。口服生物利用度为42%，食物不影响其吸收，血浆蛋白结合率为99.5%。坎地沙坦酯口服后在体内迅速水解为坎地沙坦，后者的血浆$T_{1/2}$为3～11 小时。坎地沙坦经肾及胆汁排出体外。长期应用能逆转左室肥厚，对肾脏也有保护作用。不良反应较少。

（六）中枢降压药

中枢性降压药包括可乐定、甲基多巴、胍法辛、胍那苄、莫索尼定和利美尼定等。以往认为可乐定的降压作用主要通过作用于孤束核 α_2 肾上腺素受体，后来发现其降压作用还与咪唑啉受体有关。这两个核团的两种受体之间有协同作用，可乐定的降压作用是以上两种受体共同作用的结果。而莫索尼定等主要作用于咪唑啉受体，甲基多巴则作用于孤束核α_2受体。

1．可乐定

降压作用中等偏强，并可抑制胃肠分泌及运动，对中枢神经系统有明显的抑制作用。以往认为其降压机制主要是通过兴奋延髓背侧孤束核突触后膜的α_2受体，抑制交感神经中枢的传出冲动，使外周血管扩张，血压下降。后来的研究表明，可乐定也作用于RVLM的咪唑啉受体I1，使交感神经张力下降，外周血管阻力降低，从而产生降压作用。可乐定引起的嗜睡等不良反应主要由受体介导。过大剂量的可乐定也可兴奋外周血管平滑肌上的α_2受体，引起血管收缩，使降压作用减弱。口服易吸收，服后1.5～3小时血药浓度达峰值，$T_{1/2}$为5.2～13小时，生物利用度为71%～82%。蛋白结合率为20%，50%以原形药从尿中排出，能透过血脑屏障。该药适于治疗中度高血压，常用于其他药无效时，降压作用中等偏强，不影响肾血流量和肾小球滤过率，可用于高血压的长期治疗。与利尿药合用有协同作用，可用于重度高血压。常见的不良反应是口干和便秘，其他有嗜睡、抑郁、眩晕、血管性水肿、腮腺肿痛、恶心、心动过缓、食欲减退等。可乐定不宜用于高空作业或驾驶机动车辆的人员，以免因精力不集中、嗜睡而导致事故发生。

2. 甲基多巴

为芳香胺酸脱羧酶抑制剂。该药的左旋异构体有降压活性，其活性代谢产物α-甲基去甲肾上腺素刺激中枢的抑制性肾上腺素受体和假性神经递质，减少血浆肾素活性，从而降低动脉血压。该药可以降低组织中5-羟色胺、多巴胺、去甲肾上腺素和甲基肾上腺素的浓度，对心脏功能无影响，也不减少肾小球滤过率、肾血流量和滤过分数，并且已有经验反映本药在妊娠期应用相对较安全。口服后吸收50%，4～6小时降压作用达高峰，持续12～24小时。血浆蛋白结合率不到20%，主要在肝脏代谢，70%以原形和少量代谢产物的形式经尿排泄。

3. 莫索尼定

为第二代中枢性降压药，作用与可乐定相似，但对咪唑啉I1受体的选择性比可乐定高。降压效能略低于可乐定，这与其对α_2受体作用较弱有关，因为这两种受体在对血压的控制中有协同作用。口服吸收较快，生物利用度达88%，0.3～1小时达峰浓度。无首关效应，58%～60%的原药经肾排泄，小于15%的药物在体内代谢，食物的摄入不影响其药代学。由于选择性较高，莫索尼定的不良反应少，无显著的镇静作用，亦无停药反跳现象。长期用药也有良好的降压效果，并能逆转高血压患者的心肌肥厚，适用于治疗轻、中度高血压。

（七）血管平滑肌扩张药

本类药物能直接松弛血管平滑肌，降低外周阻力，纠正血压上升所致的血流动力学异常。本类药物不抑制交感神经活性，不引起直立性低血压。久用后，神经内分泌及自主神经反射作用能抵消药物的降压作用，其中主要有：①激活交感神经，使心排出量和心率增加，从而增加心肌耗氧量，有严重冠状动脉功能不全或心脏储备力差者则易诱发心绞痛；②增加血浆肾素活性，导致循环中血管紧张素含量增加而使血压上升。以上缺点可合用利尿药及β受体阻断药加以纠正。

硝普钠降压作用强，起效快，维持时间短。对小动脉、小静脉及微静脉均有扩张作用。主要用于高血压危象、高血压脑病、伴有急性心肌梗死或心力衰竭的高血压患者，也可用于慢性心功能不全患者。仅作静脉滴注，30秒即出现血压下降，2分钟内到最低水平，停药后5分钟内血压恢复至原水平。一般开始用量为10～20pg/min，最大用量为200pg/min。出现头胀痛、面部潮红、恶心、呕吐、出汗、不安和心悸等症状，是由于过度血管扩张和降压所致，调整滴速或停药后可消失。长期和大剂量应用时会出现硫氰化物蓄积中毒。若静脉滴注时间超过72小时，需检测血中硫氰酸水平；若超过0.12mg/mL，应减量或停药。一般在血压得到控制后，应及早改用其他口服降压药。肾功能不全者慎用。

K^+通道几乎存在于所有细胞中，是一类细胞膜离子通道。目前已发现有十余种亚型，具有多种重要功能，如维持细胞的膜电位，调节细胞自主活动、兴奋性及动作电位等。K^+通道开放药是近年来发现的一类新型舒张血管平滑肌的药物，目前主要用于高血压的治疗。K^+通道开放药能促进血管平滑肌细胞膜钾通道开放，细胞内 K^+外流增加，使细胞膜超极化而致使电压依赖性 Ca^{2+}通道不能开放，Ca^{2+}内流减少，血管平滑肌松弛，血管舒张，血压下降。代表药物米诺地尔为作用强大的小动脉扩张药，降压时能反射性兴奋交感神经。口服吸收完全，口服后 4 小时生效，12～18 小时达高峰。能较持久地贮存于小动脉平滑肌中，一次给药作用可维持 24 小时以上。临床上主要用于治疗顽固性高血压及肾性高血压，与 β 受体阻断药或利尿药合用可提高疗效。其不良反应有水钠潴留、心悸、多毛症。

二、抗高血压药物的合理应用

（一）有效治疗与终身治疗

确实有效的降压治疗可以大幅减少并发症的发生率。一般认为，经不同日的数次测压，血压仍≥150/95mmHg 即需治疗。如有以下危险因素中的 1～2 条，血压≥140/90mmHg 则需要治疗。这些危险因素是：年老、吸烟、肥胖、血脂异常、缺少体力活动、糖尿病等。所谓有效的治疗，就是将血压控制在 140/90mmHg 以下。最近的高血压最佳治疗研究结果指出，抗高血压治疗的目标血压是 138/83mmHg。但是不到 10%的高血压患者的血压会得到良好的控制。因此，必须加强宣传工作，纠正“尽量不用药”的错误倾向，抛弃那些无效的“治疗”。所有的非药物治疗只能作为药物治疗的辅助。高血压病因不明，无法根治，需要终身治疗。有些患者经一段时间的治疗后血压接近正常，于是就自动停药，停药后血压可重新升高。另外，因血压升高只是高血压的临床表现之一，患者的靶器官损伤是否继续进展也需考虑和顾及。因此，在高血压的治疗中要强调终身治疗。

（二）个体化选药

由于患者的年龄、性别、种族、疾病程度和是否伴有并发症等存在很多差异，使高血压的发病具有不同类型和个体特征。并且由于药物代谢酶和作用靶点（受体或酶）受遗传因素影响存在多态性，使得个人对药物的反应千差万别。因此，应该深刻揭示不同人群的分子和表型特征，依据不同个体的病程和药物反应进行个体化治疗。这就需要依赖疾病基因组和药物基因组分析。在当前，应该依据临床表现和生物标记进行分型，制订不同类型高血压人群的个体化治疗方案。此外，还应依据不同人的高血压昼夜波动周期，选择服药时间和剂量。

（三）联合用药

抗高血压药物的联合应用常常是有益的。对于接受一种药物治疗而血压未能控制的患者有三种可能的对策：①加大原来药物的剂量。但带来的后果可能是作用不见增强而不良反应增加，除非患者起始用药剂量很小。②换用另一个药。但如果第二个药效果也不好的话，很容易导致患者的顺应性降低或失去信心。③联合用药。有研究表明，血压控制良好的患者中有 2/3 是联合用药。联合用药的原则是将作用机制不同的药物联合应用，这样可互相弥补缺点和不足，减少不良反应，增加降压效果，增加对靶器官的保护。在目前常用的四类药物（利尿药、β 受体阻断药、二氢吡啶类 CCBs 和 ACEIs）中，任何两类药物的联用都是可行的。其中又以 β 受体阻断药加二氢吡啶类 CCBs 和 ACEIs 加 CCBs 的联用效果较好。CCBs 联合 ACEIs 治疗在降压机制上体现了血流动力学上的互补——既从压力负荷的角度改善血压，又从容量负荷的角度协同使血压下降；从抗动脉硬化的角度看，两种药物相互协同，还可以共同改善代谢的异常。如果两药联用仍无效，则三联用药，即在二联用药基础上加用中枢降压药或直接扩血管药。

（四）根据高血压程度选用药物

轻度高血压患者血压上升不高且未稳定者一般先不用药物治疗，可采取体育活动、控制体重、低盐、低脂肪饮食等措施。经这些非药物措施血压仍未能控制时才选用药物治疗。一般可首先选用利尿药（氢氯噻嗪）。轻、中度高血压患者初始采用单药治疗，单药治疗效果不理想可采用二联或三联用药。

（五）根据患者的合并症选用药物

①高血压合并心力衰竭或支气管哮喘者，宜用利尿药、哌唑嗪等，不宜用 β 受体阻断药；②高血压合并肾功能不良者，宜选用 ACEIs、CCBs；③高血压合并窦性心动过速，年龄＜50 岁，宜用β受体阻断药；④高血压合并消化性溃疡者，宜用可乐定；⑤高血压合并糖尿病或痛风者，宜选用 ACEIs、α_1 受体阻断药或 CCBs，不宜用噻嗪类利尿药；⑥高血压危象及脑病时，宜静脉给药以迅速降低血压，可选用硝普钠、二氮嗪等，也可用高效利尿药（如呋塞米等）；⑦老年高血压患者，上述第一线药物均可应用，避免使用能引起直立性低血压的药物（如大剂量利尿药、α_1 受体阻断药等）和影响认知能力的药物（如可乐定等）。

（六）平稳降压

国内外的研究证明，血压不稳定可导致器官损伤。血压在 24 小时内存在自发性波动，这种自发性波动被称为血压波动性（blood pressure variability，BPV）。在血压水平相同的高血压患者中，BPV 高者，靶器官损伤严重。将大鼠的动脉压力感受器的传入神经去除，造成动物的血压极不稳定时（虽此时 24 小时平均血压水平与正常动物相当），这些动物均发生严重的器官损伤。至于在长期应用中究竟哪些药物确能使血压稳定，限于技术复杂，尚缺乏系统的研究。目前应注意尽可能减少人为因素造成的血压不稳定。使用短效的降压药使血压波动增大，而真正 24 小时有效的长效制剂比较好。目前常用“谷峰比值”来衡量抗高血压药物的平稳降压作用，即第一天用安慰剂，第二天给治疗药；药物效应最大时两天的差值称为“峰”，下一次给药前的差值称为“谷”；要求药物的“谷峰比值”在 50%以上。

根据近年来国内外专家提出的新概念，抗高血压治疗应考虑有效降压、稳定血压和阻断 RAS 三大要素。临床研究表明，收缩压每降低 9mmHg 和舒张压每降低 4mmHg 可使脑卒中发病率减少 36%，冠心病发病率减少 3%，人群总的主要心血管事件减少 34%。

第三节　治疗高血压药物的研发史

RAS 在维持血压中起到重要的作用，而 ACE 是其中重要的环节之一，从 RAS 研究开始到今天 RAS 抗高血压药物成为一线抗高血压药物，经历了上百年来无数科学家对真理的孜孜以求，为解除高血压患者的痛苦做出了突出的贡献。

1898 年，R.Figerated 和 P.Bergman 发现肾脏提取液中含有升压作用的物质，并且这种升压物质是由肾内皮产生，所以将其命名为肾素。但由于同期其他研究人员无法重复出该研究的结果，而未能引起人们的重视，以至于 R.Tigerstedt 本人对此也表示怀疑，放弃了对肾素的进一步研究。直到 1934 年，G.Burt 发表了有关肾缺血的研究工作，肾素才再次成为众人关注的焦点。1939 年和 1940 年，Page 和 E.Braun-Menendez 分别发现血管紧张素；1954 年 L.T.Skeggs 等发现 ACE，并且表明 Ang I 经 ACE 转化为 Ang II；1961 年 A.C.Taquini 较为系统地提出了 RAS 的概念，这一系列的理论为第一个 ACEI——卡托普利的研制成功以及一系列基于此的抗高血压药物研制奠定了基础。

当认识到 RAS 以及 ACE 与高血压的关系后，研究者估计到，寻找抗高血压新药可从三条路线着手：①鉴定天然存在的生物活性物质然后进行合成；②随机筛选各类化合物以找寻有活性的结构并进行修饰；③根据受体位置的分子模型，从头设计药物。在很早之前，人们就知道蛇毒可以导致低血压、休克和血容量减少进而引起死亡，但具体机制并不清楚。1949 年，R.Silva 从巴西蝮蛇蛇毒中发现了可以导致血管扩张的物质缓激肽。1965 年，S.Ferreira 发现蛇毒本身还具有增强缓激肽的作用，提示蛇毒中可能含有一种能够抑制缓激肽降解酶的物质。同年，S.Ferreira 成功地从蛇毒中得到了这一多肽提取物，并称之为缓激肽增强因子。与此同时，Ng 和 J.Vane 等观察到巴西蛇毒提取物抑制 Ang I 向 Ang II 的转变。这一线索促使 D.W.Cushman 开始研究与抑制 ACE 有关的问题。他们分离蛇毒提取物从而得到一种多肽。这种多肽与 S.Ferreira 等所发现的多肽相同。其后他们即合成了这种多肽样品，编号为 SQ20881。SQ20881 是一种具有特异性 ACE 抑制作用的九肽物质。因其含有四个脯氨酸残基，故取名为替普罗肽。由于其末端环状的谷氨酸以及分子内四个脯氨酸上的氨基，使得它能耐受血液和组织中肽酶的水解，故静脉注射一次能持续降压几小时。但因为它是一种多肽，口服无效，只能注射给药，对于需要长期用药的高血压患者而言，不是一种理想的药物。此时 D.W.Cushman 和 M.Ondetti 将研究重心放在寻找口服有效的 ACEIs。他们合成了近 2000 个化合物，但遗憾的是，仅有一个化合物 2，3-喹噁啉二硫醇对 ACE 显示为特异性抑制。该化合物的金属络合能力说明它对 ACE 有抑制作用，但毒性大到无法进一步研究。这提示必须注意分子结构和功能作用以得到强力抑制剂。为和酶发生反应，至少一个酸性基团是必要的。由于当时对 ACE 分子结构一无所知，其研究进展极为缓慢，一度陷入困境中，但 D.W.Cushman 和 M.Ondetti 从未放弃对小分子 ACEI 的思索。

ACE 抑制剂研发的转折来自 1974 年 3 月 13 日。D.W.Cushman 在无意中看到了 LD.Byers 和 R.Wolfenden 发表的一篇有关新型羧肽酶 A 抑制剂苄基琥珀酸的文章，这篇文章使 D.W.Cushman 灵光一现，对 ACEIs 产生新的想法。他立即请来 M.Ondetti 一块儿讨论，试图能够从活性结构相对明确的羧肽酶 A 及其特异性抑制剂中寻找到新的突破口。基于此前的研究，他们推测 ACE 的活性部位与羧肽酶 A 颇为相似，均为包括 Zn^{2+}的外切酶，不同之处是 ACE 切掉的一个二肽残基而非单氨基酸残基。于是他们将研究重点由原来对 ACEIs 结构的研究转向对 ACE 活性部位结构的研究，提出“基于结构的药物设计”理念。

根据苄基琥珀酸与羧肽酶 A 活性部位的结合特点。D.W.Cushman 和 M.Ondetti 推测琥珀酰羧基在与活化中心 Zn^{2+}结合中可能起到关键作用，结构类似于与 Zn^{2+}结合的二肽产物的琥珀酰氨基酸衍生物极有可能特异性抑制 ACE。据此设计的第一个化合物为琥珀酰-L-脯氨酸。体内外实验证明它的确能够特异性抑制 ACE，但活性很低，它抑制 Ang I 的活性，增强缓激肽的活性而又不影响其他激动剂的作用。这一结果虽不理想但却鼓舞人心，基于此合成了一系列衍生物以研究构效关系，结果证明模拟最有效的酶底物中C-末端二肽结构的化合物具有更高的特异性抑制活性。因此，这就更进一步证实了上述假说。

进一步推测，ACE活性中心与底物可能存在五个结合位点，据此他们合成了系列类似物以检测其抑制活性，此后发现类似于丙氨酸-脯氨酸结构的D-2-甲基琥珀酰-L-脯氨酸（SQ13297）对ACE的抑制作用提高了15倍，且在动物实验中口服有效。将SQ20881的结果和SQ13297的结果加以综合比较就可发现还需要增加其内在活性才能成为真正的药物。因此就必须进一步增强抑制剂和酶间的相互作用，他们集中力量寻找能更有效地与Zn^{2+}结合的功能基团。基于理论假设，他们进而尝试用－SH基团取代与Zn^{2+}结合的羧基以提高抑制效能。尽管从当时化学合成的角度看来，将－SH基团引入氨基酸残基存在很大难度，但他们尝试各种方法，最终将－SH基团引入到氨基酸残基上，得到了化学结构为D-3-巯基-2-甲基丙酰-L-脯氨酸的小分子化合物。后来实验证实其ACE抑制效能提高2000倍，且口服吸收有效。这正是他们梦寐以求的理想的ACEI，该化合物即卡托普利。经过对卡托普利每一结合部位所起作用的检查，发现羧基部位最为重要，包括羧基在内的氨基酸部分也有重要作用，而脯氨酸和色氨酸的引入则可获得最佳抑制效应。

卡托普利是特异的口服有效的ACEI，静脉注射或口服0.1～1mg/kg时对正常血压的大鼠就可观察到对ACE的抑制作用。当口服0.8mg/kg时，对ACE的抑制至少可维持2小时，服后吸收很快。该药毒性较低，小鼠或大鼠口服LD50均为6000mg/kg，猴子每天口服450mg/kg连用3个月也仅有轻微毒副作用。

D.W.Cushman等得到卡托普利是个很大的成功。但由于该药含有－SH基团，产生如皮疹、味觉丧失、蛋白尿等不良反应。在此基础上科学家想去掉－SH基团，改用毒性更低的基团。另外，由于－SH基团本身可通过氧化或形成二硫键等而致失活，如果能去掉－SH基团而又保持活性的话，它会产生更久的效用。根据假设，在分子中引入RCONH、NH_2化合物效力会有一定增加。同时认为，如能在靠近N-末端的-COOH引入疏水取代基则可能增强作用。这是因为在ACE的基质中，羧基端含有疏水性氨基酸残基者与酶作用更好，而且引入疏水基团可能抵消由于引入-NH而导致的极性增加。据此合成了活性更高的化合物，IC50达到nmol级别。这是一个重大的突破，而后导致了依那普利的合成。依那普利（MK422，苯丁酯丙脯酸）是众衍生物中活性最高的，其$k1=2.1\times10^{-10}$mol/L，$IC50=1.2\times10^{-9}$mol/L，使它成了一个最强的多肽酶抑制剂。MK422无论在动物或是人体，口服都吸收不好，N-羧烃基团被单酯化则可改善吸收。但MK422N-末端上的羧基对ACE活性中心上的Zn^{2+}能选择性结合，如被酯化或除去，势必降低抑制活性。因此又探索第二条路，即用L-赖氨酸取代其结构中的L-丙氨酸。新合成的化合物口服吸收良好，作用时间更长。该化合物即赖诺普利。

从D.W.Cushman和M.Ondetti最初阅读羧钛酶A的研究文献而形成基于结构的新药设计理念，到卡托普利的成功合成，用时仅一年半，合成测试了60余个化合物，其效率令人叹服。此后，基于结构的新药设计理念成为新药研发的基本策略。而今天人们能够借助于分子生物学和计算机模拟辅助手段设计和开发新药则完全得益于D.W.Cushman和M.Ondetti当初利用最为原始的纸和笔形成的这一新药设计理念。D.W.Cushman和M.Ondetti因基于蛋白结构的创新新药设计理念的提出和首个口服ACEI的发现，于1999年获得艾伯特·拉斯科临床医学研究奖。

卡托普利的设计合成成功，给我们带来很多启发。药学的发展离不开其他学科的相互渗透，而医学、生物学、化学三者紧密联系，使人们对于体内调控过程的认识已经上升到分子层面。针对药物设计需建立在对正常机体与病理状态的深刻理解的基础上，这样才能有针对性。D.W.Cushman和M.Ondetti在一年半的时间内设计合成出第一个ACEI类抗高血压药物，既是他们对于蛇毒研究的借鉴，对羧肽酶A的深入理解，同时也是他们在经历了大量的失败之后仍然坚持的努力与执着。从挫折中吸取教训，不轻言放弃是每一个科研工作者的基本素养，也是成败关键。卡托普利问世之后，科技工作者并没有止步不前，为减少不良反应发生而优化和改造药物结构，导致一系列后继药物的问世，为高血压患者带来福音。

RAS抑制药中的AT1受体阻断药和肾素抑制药近来也得到了广泛的研究和应用。2007年欧洲高血压指南大幅扩大了AT1受体阻断药的适用范围。该指南提出了五项有关AT1受体阻断药的循证医学证据，阐明AT1受体阻断药较安慰剂、ACEIs或CCBs可更显著减少心血管事件、卒中事件和心力衰竭事件。AT1受体阻断药还被推荐为老年患者、糖尿病患者、肾功能不全患者、卒中患者、冠心病和心力衰竭患者、心房颤动患者、代谢综合征患者的首选降压药物。肾素抑制药作为一类新型降压药可显著降低高血压患者的血压水平，但对心脑血管事件的影响尚待大规模临床试验的评估。

第四节　高血压动物模型和研究方法

1934年，G.Brut等人成功地建立了第一个高血压动物模型，即2肾1夹型高血压犬，从而开创了高血压实验研究的新领域。高血压动物模型可以不同程度地模拟人类高血压，成为研究高血压发病机制和防治措施的重要工具。

在所有的高血压动物模型中，又以2肾1夹、乙酸去氧皮质酮盐性高血压模型和自发性高血压大鼠模型最为常用。这几种动物模型的病理生理与人类高血压相似性高，高血压稳定，且对降压药物的反应与高血压患者比较相符，适用于抗高血压药物筛选和疗效评价。

动物动脉血压测定有很多种方法，大体可分为间接血管外测压法和直接血管内测压法，每种又可细分为几种。我们将分别介绍各自一种最常用的测压方法：大鼠尾动脉脉搏测压法和清醒自由活动大鼠血压检测法。

（一）大鼠尾动脉脉搏测压法

1．原理

大鼠尾根部加压超过收缩压时，脉搏消失，压力减至收缩压时，脉搏出现，继续减压至舒张压时，脉搏恢复到加压前水平，检测这种脉搏变化时的瞬间压力，即得血压值。

2．操作

大鼠放进固定器后，置于加热板，全身加温或尾局部加温；将鼠尾依次穿过尾套和脉搏换能器，调整尾巴位置和仪器增益，使尾动脉脉搏信号足够大；橡皮球充气加压，使尾套内压力升高至脉搏完全消失，再加压 20～30mmHg，然后缓慢放气减压直至脉搏信号恢复起始水平，这时可读取收缩压、舒张压、平均动脉压和心率。一般连续测 3～10 次，取其平均值作为测定值。

（二）清醒自由活动大鼠血压监测法

1．原理

将导管一端插入动脉中，另一端连至各种检压计以测定血压，并可实现对清醒动物的连续血压监测。

2．操作

大鼠麻醉后，仰卧位固定，左侧腹股沟处剪毛、消毒，行 2cm 长皮肤切口，暴露股动脉鞘，分离股动脉和股静脉。经股动脉插入充满肝素化聚乙烯吡咯烷酮溶液、一端金属针封闭的动脉导管，直至低位腹主动脉。接着，将动脉导管缝合固定在腹股沟部肌肉上，并分别以引针将导管经皮下至颈部皮肤穿出。然后，缝合腹股沟处皮肤切口，再将颈部引出的动脉导管用马鞍固定以防大鼠清醒后抓咬。动脉插管术后恢复 24 小时的大鼠置于有机玻璃圆筒内。动脉导管拔去金属针后放出肝素化聚乙烯吡咯烷酮溶液，用少量 200IU/mL 肝素化生理盐水回推导管中的血液后，经转动装置和灌注三通管与压力换能器连接。同时，灌注三通管与恒速推注泵连接，以 0.6mL/h 的速度推注 20IU/mL 的肝素化等渗葡萄糖溶液。每搏血压信号经压力换能器转换为生物电信号，并经采样板，由计算机实时记录每搏收缩压、舒张压和心动间期。

第四章　治疗糖尿病的药物

糖尿病是一种在遗传和环境因素长期共同作用下，由于胰岛素分泌相对或绝对不足引起的渐进性糖、蛋白质、脂肪、水和电解质代谢紊乱的综合征，其中以高血糖为主要标志。随着人们生活水平的提高、生活方式和饮食结构的变化以及人口老龄化，糖尿病的发病率呈逐年上升趋势，目前已成为最常见的慢性病之一。WHO 推荐将糖尿病分四种类型：①1 型糖尿病，即胰岛素依赖型糖尿病，是由各种原因引起的自身免疫机制紊乱损伤胰岛 B 细胞，使胰岛素分泌水平下降。1 型糖尿病占糖尿病患者总数的 10%，多见于儿童和青少年。②2 型糖尿病，以往被称为非胰岛素依赖型糖尿病，占糖尿病患者总数的 90%，多发生于 40 岁以上的成人和老年人群，近几年其发病年龄有下降趋势。2 型糖尿病发病缓慢，初期表现为胰岛素敏感性下降，血中胰岛素水平升高。随着病情的进展，出现胰岛素抵抗伴胰岛素分泌的绝对不足。③妊娠糖尿病，占妊娠妇女的 2%～5%。④其他类型糖尿病，包括胰岛 B 细胞功能遗传缺陷、胰岛素作用遗传缺陷、胰腺外分泌疾病、某些药物或化学制剂的使用、内分泌疾病、感染以及免疫介导的罕见类型糖尿病。

糖尿病带给人们的危害不仅仅在于血糖升高，更重要的是糖尿病所引起的急、慢性并发症。因此，合理控制血糖、有效预防和治疗糖尿病并发症是目前治疗糖尿病的基本原则。

第一节　糖尿病的病理生理和发病机制

糖尿病的病因和发病机制较为复杂，目前尚未完全阐明。不同的糖尿病类型之间其病因亦不相同。比较共识的观点认为 1 型糖尿病和 2 型糖尿病的发病是遗传因素和环境因素共同参与的结果。

一、1 型糖尿病的发病机制

1 型糖尿病有两种亚型：免疫介导的 1 型糖尿病和特发性 1 型糖尿病。特发性 1 型糖尿病常发生于一些特殊的人种，如美国黑人和南亚印度人，并且发病具有明显的家族史。这类患者在临床上有明显的胰岛功能下降，但没有自身免疫反应的证据。

免疫介导的 1 型糖尿病是常见的 1 型糖尿病类型，其发病被认为是一种胰岛 B 细胞的自身免疫性疾病。80%以上的 1 型糖尿病患者血中可以检测到胰岛 B 细胞成分的抗体，包括胰岛素抗体、热激蛋白 65（HSP-65）抗体、谷氨酸脱羧酶 65（glutamate decarboxylase-65，GAD-65）抗体。但是这些抗体的存在是否能在一定程度上预示 1 型糖尿病的发生和发展还没有定论。遗传学研究发现，这类患者多表现为人类 HLA 基因的基因多态性发生改变。HLA 基因是位于第 6 对染色体短臂上的具有密切关系的基因群，其具有高度的多态性，被认为是 1 型糖尿病发生的遗传易感性基础。HLA 基因可分为三类：Ⅰ类基因包括 A、B、C；Ⅱ类基因包括 DR、DQ 和 DP；Ⅲ类基因主要编码补体、肿瘤坏死因子等。一项对白种人的全基因组筛查研究确认了两个重要的易感基因：IDDM1 和 IDDM2。IDDM1 位于染色体 6p21，为 HLAⅡ类分子的 DQ 和 DR 编码基因。目前研究认为，对白种人和我国人群来说，正常情况下，DQB-57位氨基酸残基为天冬氨酸［DQB-57AsP（+）］，DQB-52位氨基酸残基为非精氨酸［DQB-52Arg（-）］。当发生［DQB-57ASP（-）］和［DQB-52Arg（+）］基因多态性改变时，罹患1型糖尿病的易感性明显增加。IDDM2是位于染色体11P15的胰岛素基因区，编码胰岛素酪氨酸羟化酶和胰岛素样生长因子-2（insulin-like growth factor2，IGF-2）。IDDM2基因突变导致罹患1型糖尿病的风险增加。比较共识的观点认为病毒感染是诱发1型糖尿病最重要的因素。基因易感性只能解释1型糖尿病的家族聚集性，并不能确定其发病的必然性，其发病应该是遗传因素和环境因素共同作用的结果。多种病毒如科萨奇B1病毒、风疹病毒、腮腺炎病毒、巨细胞病毒和脑炎心肌炎病毒均可启动胰岛B细胞的自身免疫反应，损伤胰岛B细胞的功能，从而参与1型糖尿病的发病过程。有研究表明，新生儿出生后采用牛乳或其配方制品喂养，可增加儿童患1型糖尿病的危险。主要原因是牛奶中牛白蛋白和酪蛋白可以诱导胰岛细胞失去免疫耐受功能，发生自身免疫反应损伤胰岛。此外，有报道称胰岛B细胞感觉神经的错误调控可能也参与了1型糖尿病的发病。

由于胰岛损伤引起的胰岛素绝对缺乏是1型糖尿病最突出的病理改变，故目前对1型糖尿病的治疗主要采用胰岛素替代疗法。

二、2型糖尿病的发病机制

研究发现2型糖尿病亦具有明显的遗传倾向，ApoE4基因突变被认为是2型糖尿病的遗传基础。人口老龄化、营养过剩、缺乏体育活动、应激及化学毒物等被认为是诱发2型糖尿病的环境因素。目前普遍认为，2型糖尿病发生的主要分子机制是胰岛素抵抗和进行性胰岛素分泌不足。然而，近年来的研究发现，胰岛素拮抗激素的异常和miRNA调控等因素在2型糖尿病的发病过程中也发挥了重要的作用。

（一）胰岛素抵抗

胰岛素是唯一具有降低血糖作用的激素，也是唯一同时具有促进糖原、脂肪和蛋白质合成的激素，其分泌受血糖的调节。血糖升高可以刺激胰岛素的分泌，血糖降低则抑制胰岛素分泌。关于胰岛素对机体糖、脂肪和蛋白质代谢的精细调节作用分子机制的研究已取得突破性进展。目前观点认为，胰岛素进入靶组织后首先与胰岛素受体的α亚单位结合，诱导β亚单位发生酪氨酸磷酸化，使之与胰岛素受体底物（insulin receptor substrate-1/2，IRS-1/2）结合并促进其同样发生酪氨酸磷酸化。随后，IRS-1/2磷酸化PI3K，促进PIP2向PIP3转化，同时激活PDK1。活化的PDK1一方面通过激活PKCλ/ζ和PKB/AKT，促进葡萄糖转运蛋白（glucose transporter，GLUT）向细胞膜转运，通过促进细胞外的葡萄糖向细胞内的转运降低血糖水平；另一方面通过激活PKB/AKT抑制cAMP的生成，使糖原合成酶活性增强，糖原磷酸化酶活性降低，从而促进糖原合成，抑制糖原分解。PKB/AKT激活后亦可通过抑制GSK3β和激活西罗莫司靶蛋白C1（mTORC1）来促进蛋白质的合成；抑制磷酸烯醇式丙酮酸羧激酶的合成和促进氨基酸进入肌组织合成蛋白质，抑制糖异生；抑制脂肪组织内的激素敏感性脂肪酶（hormone sensitive lipase，HSL），抑制脂肪动员。

此外，研究发现胰岛素受体底物还包括生长因子结合蛋白2相关结合蛋白1（GRB-2-associated binder-1，Gab-1）、p60、大麻素受体1（cannabine receptor1，Cb1）、Shc（src homology 2-domain-containing）等。这些底物酪氨酸磷酸化，可以作为含Sh2（Src-homology-2）结构域蛋白的停靠位

点，结合和富集细胞内信号通路蛋白，也可以启动胰岛素刺激的磷酸化级联反应。

胰岛素生理作用分子机制的揭示，为人们深入研究 2 型糖尿病中可能存在的胰岛素信号通路异常提供了新的契机。

在过去相当长一段时间内，人们一直认为糖尿病的发生仅仅是由于胰岛素分泌不足引起的。直到有研究指出，一些 2 型糖尿病患者尽管血中胰岛素水平已经很高，但高血糖的症状却并未得到改善。这种现象引发了人们的思考，并在随后的研究中证实是由胰岛素的效应器官（肌肉、肝脏和脂肪组织等）对胰岛素的敏感性下降引起的。一旦敏感性降低，即使存在高水平的胰岛素也很难让细胞利用葡萄糖，于是提出了胰岛素抵抗的概念。胰岛素抵抗是指胰岛素与胰岛素受体结合后不能够激活下游的信号通路发挥其调节糖、脂肪和蛋白质代谢的功能。

IRS/PI3K 信号转导通路是胰岛素在肝脏发挥生理效应的主要信号通路，目前认为多种因素引起的肝脏胰岛素抵抗是通过作用于该通路内的一些蛋白实现的。蛋白酪氨酸磷酸酶 1B（protein tyrosine phosphatase 1B，PTP1B）是一种广泛存在于胰岛素敏感组织的磷酸酶，它与胰岛素受体结合后抑制胰岛素受体 β 亚单位发生酪氨酸磷酸化，从而阻断了胰岛素下游的信号级联反应。PTEN 是一种具有磷酸酶活性的抑癌因子，它可以通过将磷酸根从酪氨酸去除而把 PIP3 变成 PIP2，负性调节 PI3K/AKT 通路。PTEN 基因缺陷被证明可以增加胰岛素的敏感性而降低 2 型糖尿病发生的风险。正常情况下，在进食引起血糖增加后，胰岛素会通过 IRS/PI3K 信号通路激活蛋白激酶 B（PKB/AKT），激活的 PKB/AKT 可通过磷酸化糖原合成酶激酶 3（GSK3β）的丝氨酸位点而使之失活。失活的 GSK3β 会降低对糖原合成酶（glycogen synthase，GS）的磷酸化作用，使原本高磷酸化水平低活性的 GS 因磷酸化水平降低而活性升高，进而肝糖原合成增加以使血糖保持在正常水平。当 GSK3β 活性升高时，其可以通过磷酸化 GS 来抑制其活性，使肝糖原的合成减少，易引起高血糖。同时，高活性的 GSK3β 可以促进 IRS-1 底物受体发生丝氨酸磷酸化，介导胰岛素抵抗的发生。

此外，脂肪组织分泌的一些因子也被证实参与了肝胰岛素抵抗的形成，其中包括肿瘤坏死因子-α（TNF-α）、瘦蛋白、白介素-6（IL-6）和脂连蛋白等。TNF-α 的增多可以产生以下作用：①促进 IRS-1/2 的丝/苏氨酸位点磷酸化而抑制胰岛素信号转导；②降低 GLUT-4 的表达水平而减少葡萄糖的转运和利用；③刺激肝脏的脂肪分解而使血中 FFA 的水平升高。瘦蛋白常常与胰岛素一起参与饮食摄入、脂肪形成和糖代谢的调节。一方面，瘦蛋白可与其受体结合来激活 PI3K；另一方面，瘦蛋白发挥作用的主要通路（JAK-STAT 通路）与胰岛素的 IRS-2/PI3K 通路可能存在交联。胰岛素抵抗时，PTP1B 活性的增加会使瘦蛋白 JAK-STAT 通路中的 JAK2 去磷酸化而失活，引起瘦蛋白抵抗；而当瘦蛋白不能发挥作用时，机体的胰岛素敏感性会下降，产生胰岛素抵抗。

骨骼肌胰岛素抵抗和肝脏胰岛素抵抗的分子机制十分相似，即胰岛素信号通路中 IRS-1 或 PI3K 磷酸化的异常使得 GLUT-4 向细胞膜的转运发生障碍，肌细胞无法利用葡萄糖而导致葡萄糖在细胞外堆积。此外，脂代谢紊乱在骨骼肌胰岛素抵抗的病理过程中也发挥了重要的作用。

在 2 型糖尿病发病过程中，脂肪组织在肾上腺素、胰高血糖素、促肾上腺皮质激素（ACTH）及促甲状腺激素（TSH）的作用下可以激活 HSL，使甘油三酯分解生成 FFA，并进一步产生大量的二酰甘油（DAG）。DAG 通过激活 PKCβ/δ/ζ/θ、IKKβ 和 JNK 使 IRS-1/2 发生丝氨酸磷酸化，并通过抑制自身的酪氨酸磷酸化抑制由 IRS-1/2 酪氨酸磷酸化介导的 PI3K 的激活以及下游的信号转导过程，从而阻断了胰岛素的生物学作用，产生胰岛素抵抗。此外，各种应激因素均可以使体内的神经酰胺类物质（ceramides）生成增多，神经酰胺通过抑制 PKB/AKT 的活性来抑制葡萄糖的转运和糖原的合成，最终使血糖升高。

过氧化物酶增殖体受体（peroxisome proliferator activated receptors，PPARs）是一种调节目标基因表达的核内受体转录因子，分为 PPARα、PPARδ、PPARγ。PPARα 主要分布在肝脏、心脏、骨骼肌和血管壁。贝特类调血脂药是 PPARα 的激动剂，可以阻止或延缓动脉粥样硬化的发生和发展。PPAR5 主要分布在皮肤、脑和脂肪组织中。PPARδ 缺失可以延缓皮肤伤口愈合和阻止髓鞘的生成。PPARγ 主要在脂肪组织和胰岛 B 细胞表达，调节胰岛素抵抗，增加胰岛素的释放。随着研究的不断深入，人们发现 PPARα/γ 的活化对于改善 2 型糖尿病的胰岛素抵抗具有重要的作用，这也推动了通过激活 PPARγ 来发挥作用的噻唑烷二酮类抗糖尿病药物的诞生。研究发现，PPARγ 的活化可以增加外周组织 GLUT-1 及 GLUT-4 等的表达，促进葡萄糖的摄取和转运，阻止或逆转高血糖对蛋白质酪氨酸激酶的毒性作用，促进 IRS-1/2 的酪氨酸磷酸化，增强胰岛素的信号转导。另外，PPARγ 还可以降低血中游离脂肪酸的含量，抑制脂肪组织 TNF-α 和 IL-6 的表达。

随着胰岛素抵抗的分子机制逐步被阐明，越来越多的研究者致力于通过干预胰岛素信号通路内的关键因子来开发治疗糖尿病的药物，并成为未来发展的方向。

（二）胰岛素分泌不足

尽管胰岛素自发现之初就被用于 2 型糖尿病的治疗，但当时的研究者并不清楚在 2 型糖尿病的发展过程中胰岛素水平是如何变化的。随后的研究发现，与 1 型糖尿病不同，2 型糖尿病的胰岛素缺乏并非贯穿疾病发生的始终，且这种胰岛素缺乏具有相对性。其实，在 2 型糖尿病发病过程中，胰岛素水平经历了一个先升高后降低的过程。当摄入过多的营养物质时，机体会通过增加胰岛素的分泌来维持血糖的稳定。长期的营养过剩会引起明显的高胰岛素血症，同时也加重了胰岛的负担。然而，由于胰岛素抵抗的存在，此时的高胰岛素水平已不足以维持机体正常的血糖。长期高血糖的糖毒性以及血中增加的 FFA 脂毒性会使胰岛 B 细胞功能障碍。最终，不堪重负的胰岛 B 细胞会失去代偿能力而使胰岛素水平开始下降。由于部分胰岛 B 细胞的功能被保留，所以 2 型糖尿病的胰岛素缺乏是相对性的，这也为促胰岛素分泌药的发展奠定了基础。

（三）胰岛素拮抗激素及胃肠激素的作用

目前普遍认为，机体血糖的调节是多种激素共同作用的结果。尽管胰岛素是唯一可以降低血糖的激素，但是具有升高血糖效应的激素却有许多，如胰高血糖素、糖皮质激素、儿茶酚胺、甲状腺激素和生长激素等。研究认为，糖尿病的糖代谢异常不仅是由于胰岛素分泌不足或功能缺失，还包括胰岛素拮抗激素分泌的异常。

胰高血糖素是主要的升高血糖的激素。血中葡萄糖或氨基酸水平降低可以刺激胰高血糖素的分泌。胰高血糖素通过与细胞膜受体结合，激活依赖 cAMP 的蛋白激酶从而抑制糖原合成；激活磷酸化酶促进糖原分解、抑制 6-磷酸果糖激酶 2 和促进磷酸烯醇式丙酮酸羧激酶的合成增强糖异生；激活脂肪组织内的 HSL，促进脂肪动员。生理状况下，胰岛素和胰高血糖素相互协调共同调节机体糖、脂肪、氨基酸的代谢。提高胰岛素或降低胰高血糖素的分泌和功能被认为是治疗糖尿病的有效策略。

糖皮质激素通过促进糖异生和抑制肝外组织对葡萄糖的摄取和利用使血糖升高。糖皮质激素通过允许作用增加脂肪动员激素的作用从而促进脂肪动员。此外，机体在应激状态下可以增加肾上腺素的分泌，肾上腺素通过与β受体结合，激活腺苷酸环化酶，使cAMP增高，促进糖原分解、糖异生和糖酵解过程使血糖升高。但肾上腺素对基础血糖，特别是进食引起的血糖波动没有调节作用。

20世纪末，W.J.Pories等发现，应用胃转流手术治疗肥胖症后，糖尿病的治愈率会显著提高。这引起了人们对胃肠道激素的关注，同时也开启了针对胃肠道激素寻找新的治疗糖尿病药物靶点的探索。研究表明，一些胃肠道激素可以通过调节摄食、脂类代谢和胰岛素分泌等间接参与糖代谢的调节，主要包括肠抑胃肽（gastric inhibitory polypeptide，GIP）、胰高血糖素样肽-1（glucagons like peptide1，GLP-1）、食欲刺激素和肽YY（PYY）等。

GIP是由十二指肠和空肠K细胞分泌的多肽。营养过剩会使血中GIP水平升高，进而促进脂肪细胞的分化成熟和甘油三酯的贮存，促进脂肪细胞对葡萄糖的摄取。最终，GIP会加速肥胖的产生和胰岛素抵抗的形成。

GLP-1是一种肠促胰素，由肠道L细胞分泌。GLP-1由胰高血糖素原基因表达，此基因在胰岛A细胞的主要表达产物是胰高血糖素，而在肠黏膜L细胞表达则为GLP-1。GLP-1可以以葡萄糖依赖的方式作用于胰岛B细胞，促进胰岛十二指肠同源盒-1（PDX1）基因表达。PDX1直接结合到胰岛素基因的启动子区促进胰岛素基因的转录，使胰岛素的合成和分泌增加。GLP-1与GLP-1受体结合后可激活腺苷酸环化酶使cAMP升高，并进一步促进IRS2的酪氨酸磷酸化，进一步激活PKB/AKT信号通路，促进CREB的表达，增加胰岛素的敏感性。

经过研究者们的不懈努力，这些激素在2型糖尿病发生过程中所发挥的作用及其机制正逐步被阐明。令人欣慰的是，GLP-1的激动剂和降解GLP-1的二肽基肽酶（dipeptidyl peptidase Ⅳ，DPP-Ⅳ）的抑制剂已经被作为治疗2型糖尿病的药物应用于临床，并取得了巨大成功。

（四）其他激素的作用

作为一种盐皮质激素，醛固酮及其受体在糖尿病发病过程中的作用也逐渐受到人们的关注。有报道称，醛固酮受体可以通过激活NF-κB来介导脂肪组织的炎症反应和胰岛素抵抗。

胰淀素是进食后同胰岛素一起由胰岛B细胞分泌的肽类激素，由37个氨基酸组成。目前的研究认为，在胰岛素抵抗发生高胰岛素血症时，胰淀素的表达和分泌也会随着胰岛素的增高而异常增高。局部增高的胰淀素将沉积在胰岛B细胞内及其周围，引起胰岛B细胞功能障碍。这样会加重胰岛素抵抗，使功能正常的胰岛B细胞分泌更多的胰岛素和胰淀素，形成恶性循环。此外，胰淀素还可以通过促进脂肪分解提高血中的FFA水平来诱导胰岛素抵抗的发生。由此可见，胰淀素可以通过介导胰岛B细胞的凋亡参与2型糖尿病的病理过程中。

（五）miRNAs表达异常

1．miRNAs与肥胖

肥胖是2型糖尿病的一个重要危险因素，流行病学调查显示，有将近80%～90%的2型糖尿病患者存在超重或肥胖现象。近年来的研究认为，瘦蛋白及一些中枢神经多肽如神经肽Y、前阿黑皮素原等的分泌异常是导致肥胖发生的重要因素；而肥胖诱导的胰岛素抵抗的发生主要是由于氧化应激、PPAR信号通路和一些炎症因子（如TNF-α、IL-6）的参与。目前发现，许多miRNAs通过作用于上述因子和通路参与肥胖及其相关的2型糖尿病的发生发展过程。如miR-27a、miR-130、miR-221和miR-519d等可以通过调节PPAR信号通路参与胰岛素抵抗的发生；miR-146a和miR-335则可以通过影响肥胖诱导的炎症反应参与2型糖尿病的发生。此外，还有一些miRNAs如miR-143和miR-802，通过影响胰岛素的信号通路或调节机体对胰岛素的敏感性参与肥胖相关的2型糖尿病。

2. miRNAs与胰岛素抵抗

作为2型糖尿病的重要病理生理机制，胰岛素抵抗分子机制的阐明对于2型糖尿病具有重要意义。目前关于miRNAs在胰岛素抵抗过程中所发挥的作用也受到了极大的关注。有些miRNAs如let-7家族、miR-108a、miR-122和miR-144等，通过作用于胰岛素信号通路中的关键蛋白参与了胰岛素抵抗的发生；而miR-93、miR-133、miR-135a和miR-223等则被证明通过作用于葡萄糖转运蛋白参与胰岛素抵抗过程。

3. miRNAs与胰岛细胞功能

有研究表明，2型糖尿病胰腺中许多异常表达的miRNAs参与了胰岛B细胞的损伤及凋亡过程。例如，miR-30d被认为不仅可以促进胰岛素的分泌，还可以保护胰岛B细胞；而miR-7a的沉默会通过促进胰岛B细胞的增殖来恢复胰岛的功能。此外，miRNAs不仅参加2型糖尿病的发生过程，还介导了2型糖尿病一些并发症的发生，如miR-21、miR-29、miR-192、miR-377、miR-382和miR-491等可以通过TGF-β通路参与糖尿病肾病的发生。

这些研究结果对开发以miRNAs为靶点治疗2型糖尿病的药物开辟了一个新的领域。

第二节　治疗糖尿病的药物

目前根据各种药物的作用及作用机制不同可将降血糖药物分为四类。

一、胰岛素

胰岛素由51个氨基酸组成，分为A链和B链，并由二硫键连接，分子量为5808Da。胰岛素在体内合成时先以前胰岛素原的形式存在于细胞质中。前胰岛素原是一个由110个氨基酸残基组成的单链前体，其氨基末端含有24个疏水性氨基酸序列，协助前胰岛素原穿过粗面内质网膜。一旦前胰岛素原进入粗面内质网膜，其N-末端24个氨基酸迅速被裂解而形成胰岛素原。在胰岛素原形成过程中分子折叠，二硫键形成，随后胰岛素原进入高尔基体，在蛋白水解酶的作用下分解成摩尔数相等的C肽和胰岛素。在胰岛素原向胰岛素转变过程中，Ca^{2+}依赖性内肽酶PC2和PC3起到关键作用。PC2选择性切开C肽-A链的连接；PC3优先切开C肽-B链的连接，对A链也起一些作用。最终，胰岛素分泌到B细胞外，进入血液循环，发挥其生理作用。尽管C肽的生物学功能还不清楚，但因其具有较长的半衰期，临床上将其作为判断胰岛素分泌水平的指标。

药用胰岛素多从猪、牛胰腺提取。胰岛素结构有种属差异，虽不直接妨碍在人体发挥作用，但可成为抗原，引起过敏反应。目前可通过DNA重组技术人工合成胰岛素，还可将猪胰岛素B链第30位的丙氨酸用苏氨酸替代而获得人胰岛素。

内源性胰岛素以游离单体的形式存在于血液中，其分布容积接近细胞外液的分布容积。正常人基础胰岛素水平为 5～15μU/mL（30～90pmol/L），餐后水平可以升高至 60～90μU/mL（360～540pmol/L）。正常人和无并发症的糖尿病患者胰岛素血浆半衰期为 5～6 分钟。体内产生胰岛素抗体可以延长胰岛素的半衰期。C 肽的分泌与胰岛素的摩尔数相等，并且半衰期长（30 分钟），因此，C 肽可作为急性胰岛素分泌的标志。胰岛素主要在肝、肾和肌肉中降解。进入肝脏的胰岛素有60%被降解，经谷胱甘肽转移酶还原二硫键，再由蛋白水解酶水解成短肽或氨基酸，也可被肾胰岛素酶直接水解。内源性胰岛素的30%～40%经肾脏排泄。因此，严重肝、肾功能不良可影响胰岛素的灭活。

药用胰岛素作为一种蛋白质，普通制剂易被消化酶破坏，口服无效，必须注射给药。皮下注射吸收快，尤以前臂外侧和腹壁最为明显。与内源性胰岛素不同，外源性胰岛素的30%～40%在肝脏被灭活，60%经肾脏排泄。目前临床使用胰岛素的和作用时间随胰岛素种类不同而不同。

（一）普通胰岛素

1．普通胰岛素种类

普通胰岛素制剂是治疗 1 型糖尿病最重要的药物，对胰岛素缺乏的各型糖尿病均有效。依据起效快慢、活性达峰时间及作用持续时间长短可将胰岛素制剂分为以下四种。

（1）速效胰岛素：常规胰岛素、单组分猪胰岛素和单组分人胰岛素。其共同特点是：①溶解度高；②可静脉注射，适用于重症糖尿病初期治疗及有酮症酸中毒等严重并发症者；③皮下注射为0.5～1 小时开始起效，2～4 小时作用达高峰，维持时间短，5～7 小时。一般每天 3 次，餐前 15～30 分钟注射。剂量随病情进行调整。

（2）中效胰岛素：中性精蛋白锌胰岛素和珠蛋白锌胰岛素。皮下注射后 1～1.5 小时起效，最佳作用时间为 8～12 小时，持续 24 小时，临床应用最广。早餐前 30～60 分钟皮下注射。

（3）长效胰岛素：如精蛋白锌胰岛素。近乎中性，注射后逐渐释出胰岛素。皮下注射后 4～8 小时起效，最佳作用时间为 14～20 小时，持续 24～36 小时。早餐前 30～60 分钟皮下注射。此类药不能静脉给药。

（4）预混胰岛素：如 70-30 混合人胰岛素，包括 Novolin 70 NPH/30 regular 和 Humulin 70 NPH/30 regular。一般于注射后 0.5 小时起作用，最佳作用时间为 2～12 小时，持续作用时间为 16～24 小时。每天早餐前 30～60 分钟皮下注射。

2．普通胰岛素临床应用中需注意的问题

尽管胰岛素治疗取得了很好的治疗效果，但在临床使用过程中应注意以下几个问题。

（1）低血糖症：低血糖是胰岛素治疗最严重，也是最常见的不良反应。引起低血糖的原因主要为胰岛素过量或在不改变胰岛素用量的情况下进行过量的体育锻炼。早期表现为饥饿、出汗、心跳加快、焦虑、震颤等症状，严重时可引起昏迷、休克及脑损伤，甚至死亡。为防止低血糖症的严重后果，应使患者熟知反应。轻者可饮用糖水或摄食，严重者应立即静脉注射 20～50mL 的 50%葡萄糖注射液，必要时再静脉滴注 5%葡萄糖注射液。必须在糖尿病患者中鉴别低血糖昏迷和酮症酸中毒性昏迷及非酮症性糖尿病昏迷。

（2）过敏反应：当使用动物源性胰岛素制剂或胰岛素制剂纯度较低时容易产生过敏反应。一般反应为 IgE 抗体产生的皮肤反应，如出现皮肤瘙痒、红斑、丘疹、硬结或疼痛，偶可引起全身性荨

麻疹，严重时可导致过敏性休克。可用高纯度胰岛素、其他种属动物的胰岛素、人胰岛素或胰岛素类似物代替。

（3）胰岛素抵抗

产生急性抵抗的原因：①并发感染、手术、创伤、情绪激动等所致应激状态时血中拮抗胰岛素作用物质增多；②酮症酸中毒时血中大量游离脂肪酸和酮体妨碍葡萄糖的摄取和利用；③pH降低抑制胰岛素与受体结合；④产生胰岛素抗体 IgG。正常人血清抗胰岛素抗体为阴性，外源性注射胰岛素可以产生抗胰岛素抗体。胰岛素抗体的产生不仅可引起胰岛素抵抗，亦可引起其他免疫系统疾病，如系统性红斑狼疮。这些因素使胰岛素的作用下降，需短时间内增加胰岛素剂量达数百乃至数千单位。认识此种急性抵抗对临床处理很重要，只要及时发现并处理诱因，调节酸碱平衡及水、电解质平衡，加大胰岛素剂量，常可取得良好疗效。诱因消除后抵抗可自行消失，即可恢复正常治疗。

产生慢性抵抗的原因：①受体前异常。主要因胰岛素抗体与胰岛素结合后妨碍胰岛素向靶部位转运所致，应换用其他种属动物的胰岛素制剂，并适当调整剂量，可有较好疗效。②受体水平变化。高胰岛素血症、老年、肥胖、肢端肥大症及尿毒症时靶细胞上的胰岛素受体数目减少，酸中毒时受体与胰岛素亲和力降低，因此要注意控制体重，防治有关疾病。尤应指出，医生要准确掌握胰岛素用量，避免人为地造成高胰岛素血症。③受体后异常。胰岛素受体底物及其下游信号转导系统功能减弱使得靶细胞膜上葡萄糖转运系统及某些酶系统失常，或某些微量元素含量异常都可能妨碍胰岛素的作用而表现为胰岛素抵抗。微量元素在糖尿病治疗中的辅助作用已受到重视。

（4）脂肪萎缩或增生：长期使用非纯化胰岛素或长期在一个部位注射时可出现脂肪萎缩或增生。见于注射部位，女性多于男性。应用纯化胰岛素制剂后已少见。

（5）体重增加：多数老年糖尿病患者在注射胰岛素后引起腹部肥胖，为高胰岛素血症的表现。可改用纯化胰岛素或加用口服降糖药，以减少胰岛素用量。

（6）屈光不正：胰岛素治疗后血糖迅速下降，导致眼晶状体、玻璃体渗透压改变，晶状体内水分外溢而视物模糊，屈光率下降，一般2～4周自愈。

（7）胰岛素水肿：糖尿病未控制前，体内有失钠、失水、细胞外液减少等现象，一旦接受胰岛素治疗，控制血糖后4～6天，体内发生水钠潴留，出现颜面与四肢水肿，通常数日内可自行吸收。

（二）人胰岛素类似物

胰岛素治疗的目的是模拟正常的生理胰岛素分泌，补充夜间、禁食以及餐前的基础胰岛素水平。由于普通胰岛素制品中天然胰岛素单体被联结成六聚体，这些六聚体降低了皮下注射胰岛素的吸收速度，使用药后的最佳治疗时间推迟。这一不利情况刺激了胰岛素类似物的研究。重组人胰岛素类似物是通过生物工程生产的，目前应用于临床的主要有两类：①速效胰岛素类似物，在模拟餐时胰岛素分泌模式上获得了重大进展；②超长效胰岛素类似物，使全天血糖得到良好控制并减少低血糖发生率。临床常见的给药方案是通过多次注射长效胰岛素类似物维持基础胰岛素水平，然后补充速效胰岛素类似物模拟餐后胰岛素，控制餐后瞬时的血糖增高。

1．速效人胰岛素类似物

速效人胰岛素类似物与普通人胰岛素比较有以下优点：①便于灵活应用。常规的短效人胰岛素起效时间是30分钟（餐前30分钟注射），而速效胰岛素类似物是10分钟，这使得患者在注射后可立即进食。②模拟了人的生理性胰岛素分泌模式，能快速起效并快速恢复，更好地控制餐后血糖水平。③作用时间不超过 4～5 小时，因此不会导致餐前低血糖的发生。④药物吸收较稳定，在体内的变化以及个体间的差异较小。常见的速效胰岛素类似物如下。

（1）门冬胰岛素：是在1999年第一个通过DNA重组技术生产的超短效人胰岛素类似物，也是目前第一个经FDA批准的泵入治疗胰岛素类似物。门冬胰岛素是将人胰岛素氨基酸链B链28位的脯氨酸由天冬氨酸替代而成，通过电荷排斥效应阻止B28位的脯氨酸和B23位的甘氨酸之间产生相互吸引，抑制胰岛素单体或二聚体的自我聚合过程，从而达到比药用胰岛素起效快的目的。门冬胰岛素通过与脂肪和肌细胞上的胰岛素受体结合，促进葡萄糖的摄取，抑制葡萄糖从肝脏的释放，进而起到降低血糖的作用。门冬胰岛素常与长效胰岛素联合应用。主要适用于1型糖尿病和餐后血糖控制不佳的2型糖尿病患者。

（2）赖脯胰岛素：是通过颠倒人胰岛素B链28位、29位脯氨酸和赖氨酸的顺序，借以改变B链末端的空间结构，减少胰岛素单体间的非极性接触和β片层间的相互作用，从而改善胰岛素的自我聚合特性。可减少注射传统胰岛素饭后早期高血糖及后期低血糖现象的发生。

（3）谷赖胰岛素：是通过用赖氨酸替换B链3位的天冬氨酸以及用谷氨酸替换B29位的赖氨酸制备而成。谷赖胰岛素在吸收、药理作用和免疫原性方面与其他速效胰岛素相似。但剂量较大时，其与胰岛素受体结合后发挥作用并不是通过激活IRS-2通路实现的。这一机制上的不同具有怎样的临床意义目前尚不清楚。

2．超长效人胰岛素类似物

超长效人胰岛素类似物也是一种转基因来源的胰岛素类似物，比常规长效胰岛素作用时间更长，主要用于 24 小时长期控制血糖。与速效人胰岛素类似物联合应用，能很好地模拟正常人的生理性胰岛素分泌，使糖尿病患者的血糖水平在24小时内得到理想控制。

（1）甘精胰岛素：是在人胰岛素B链的羧基末端加上两个带正电荷的精氨酸残基，从而使胰岛素的等电点由pI5.4变为pI6.7。此外，在A链21位以电荷为中性的甘氨酸替代对酸敏感的天冬酰胺，从而可在酸性环境中保持稳定，显著延长其活性。多项临床试验证实，与中效胰岛素相比，甘精胰岛素生物效应更强、低血糖反应更少，并且临床使用方便。甘精胰岛素不能稀释或与其他胰岛素一起混合使用。不良反应与普通胰岛素相似。

（2）地特胰岛素：是新的长效人胰岛素类似物。它是通过用肉豆蔻酸替换B链30位的苏氨酸。这种修饰通过增加胰岛素在皮下组织的聚合，可逆性地与白蛋白结合来延长药物在体内存在的时间。皮下注射1～2小时起效，作用维持24小时。一天给药两次即可维持平稳的基础胰岛素水平。

3．混合人胰岛素类似物

由于具有中效作用的 NPH 胰岛素需要在给药几个小时后才能发挥最佳疗效，糖尿病治疗时需要在餐前给予速效胰岛素控制餐后血糖。为方便使用，可以在皮下注射前将速效胰岛素与 NPH 胰岛素混合注射，但疗效不稳定。为克服这一缺点，将中效胰岛素设计成中性精蛋白赖脯胰岛素

（neutral protamine lispro，NPL）和中性精蛋白门冬胰岛素（neutral protamine aspart，NPA）。然后，将 NPL 与赖脯人胰岛素混合，将 NPA 与门冬胰岛素结合制成混合胰岛素，增加了安全性和疗效。目前已经上市的有 70-30 混合人胰岛素 70NPA/30 Aspart、50-50 混合人胰岛素 50NPL/50 Lispro 和 75-25 混合人胰岛素 75NPL/25 Lispro。

二、口服降血糖药

常用的口服降血糖药：促胰岛素分泌剂、胰岛素增敏剂、双胍类、α-葡萄糖苷酶抑制剂、胰淀粉样多肽类似物及醛糖还原酶抑制剂等。

（一）促胰岛素分泌剂

1．磺酰脲类

磺酰脲类药物是第一个被广泛使用且使用时间最长的口服降糖药，其母核为磺酰脲。第一代磺酰脲类药物主要有甲苯磺丁脲、乙酸己脲、妥拉磺脲、氯磺丙脲等；如在其母核苯环上接一带芳香环的碳酰胺或在磺酰脲的尿素部分加一个二环杂环即成为第二代磺酰脲类降糖药，包括格列本脲（优降糖）、格列吡嗪（美吡达）、格列美脲、格列波脲、格列齐特（达美康）和格列喹酮等。第二代磺酰脲类药物的降血糖活性较第一代强数十至上百倍，口服吸收快、作用强，而且低血糖、粒细胞减少以及心血管不良反应的发生率较小，故临床应用广泛。上述药物具有相同的药理作用和机制。

该类药对正常人及胰岛功能尚存的糖尿病患者均具有降血糖作用，而对 1 型糖尿病或严重 2 型糖尿病患者无效。其机制有：①刺激胰岛 B 细胞释放胰岛素。胰岛 B 细胞膜含有磺酰脲受体及与之相耦联的 ATP 敏感的钾通道（内向整流钾离子通道 Kir6.2）和电压依赖性钙通道。当磺酰脲类药物与其受体结合后，可通过阻滞 ATP 敏感的钾通道阻止钾外流，使细胞膜除极化，进而引起电压依赖性钙通道开放，促进胞外钙内流，胞内增加的游离钙浓度触发胰岛素的释放。②降低血清胰高血糖素的水平。③增加胰岛素与靶组织及受体的结合能力。长期服用且胰岛素已恢复至给药前水平的情况下，其降血糖作用仍然存在，这可能与其增加靶细胞膜上胰岛素受体的数目和亲和力有关。④通过激活糖原合成酶和 3-磷酸甘油脂酰转移酶，促进葡萄糖的利用以及糖原和脂肪的合成。⑤增加胰岛细胞对葡萄糖的敏感性，限制肝糖的生成，降低胰岛素在肝脏的代谢。⑥格列齐特能降低血小板的聚集和黏附能力，有助于防治糖尿病微血管病变。此外，氯磺丙脲具有抗利尿作用，可降低水的排泄。对于部分尿崩症患者，可加强残存的抗利尿激素作用。

临床用于成年后发病、单用饮食控制无效而胰岛功能尚存的轻、中度 2 型糖尿病患者。用药期间应继续限制饮食以增强磺酰脲类的作用。氯磺丙脲尚可用于尿崩症的治疗。

2．非磺酰脲类促胰岛素分泌剂

（1）瑞格列奈：与胰岛 B 细胞膜外依赖 ATP 的钾离子通道上的 36kDa 蛋白特异性结合，使钾通道关闭，细胞膜除极化，钙通道开放，钙离子内流，促进胰岛素分泌。其作用快于磺酰脲类，故餐后降血糖作用较快，为第一个在进餐时服用的葡萄糖调节药物。它最大的优点是可以模仿胰岛素的生理性分泌，有效地控制餐后高血糖。因其对改善餐后高血糖非常有效，又被称为“餐时血糖调节剂”。临床用于饮食调节及运动锻炼不能有效控制血糖的 2 型糖尿病（非胰岛素依赖型）患者。与二甲双胍合用对控制血糖有协同作用。

（2）那格列奈：为苯丙氨酸衍生物，对 B 细胞的作用更迅速，持续时间更短，对葡萄糖浓度更为敏感而易于见效。由于减少了总胰岛素释放，减弱了餐后的葡萄糖波动，故诱发低血糖的危险更小。本品可单独用于经饮食、运动或二甲双胍不能有效控制血糖的 2 型糖尿病患者。可与二甲双胍联合应用，但不能替代二甲双胍。那格列奈不适用于对磺酰脲类降糖药治疗不理想的 2 型糖尿病患者。

3．胰高血糖素样肽-1（GLP-1）激动剂和二肽基肽酶（DPP-Ⅳ）抑制剂

GLP-1 的主要药理作用：①以葡萄糖依赖的方式作用于胰岛 B 细胞，使胰岛素的合成和分泌增加；②GLP-1 与 GLP-1 受体结合刺激 B 细胞的增殖和分化，抑制凋亡，增加胰岛 B 细胞数量；③强烈抑制胰岛 A 细胞的胰高血糖素分泌；④促进胰岛 D 细胞生长抑素分泌，而生长抑素又作为旁分泌激素参与抑制胰高血糖素的分泌；⑤GLP-1 与 GLP-1 受体结合增加胰岛素的敏感性；⑥抑制食欲与摄食；⑦延缓胃内容物排空等；⑧GLP-1 增加心率和血压，并对缺血心肌具有保护作用；⑨GLP-1 通过激活 CREB 和 AKT 通路阻止缺氧对神经细胞的损伤作用。

然而，GLP-1 在体内可迅速被二肽基肽酶 Ⅳ（DPP-Ⅳ降解而失去生物活性，$T_{1/2}$ 不到 2 分钟，这大大限制了其临床应用。因此，最近上市的长效 GLP-1 受体激动剂艾塞那肽及口服 DPP-Ⅳ抑制剂磷酸西格列汀为 2 型糖尿病的治疗提供了更新的用药选择。

艾塞那肽是含有 36 个氨基酸的长效 GLP-1 受体激动剂，属于一种肠降血糖素。1992 年由在美国纽约退伍军人管理局医疗中心工作的 John Eng 博士从赫拉毒蜥的唾液中提取出来，其与人的 GLP-1 同源性为 53%，$T_{1/2}$ 为 10 小时，主要生物学作用与 GLP-1 相同。本药于 2005 年在美国、2006 年在欧盟分别被批准上市，主要用于对其他口服降血糖药疗效不佳的糖尿病患者。它通过长效激动 GLP-1 受体，以依赖血糖增高的方式发挥其作用。临床研究证实，艾塞那肽可以增加葡萄糖依赖的胰岛素分泌，抑制胰高血糖素的分泌，减慢胃排空。该药能在不引起低血糖和增加体重的基础上治疗 2 型糖尿病。目前应用艾塞那肽的适应证是应用二甲双胍、磺酰脲类制剂，或两种药物联合治疗达不到目标血糖水平的患者。长效艾塞那肽是否可以增加甲状腺癌的风险已经引起了 FDA 的关注。

磷酸西格列汀是 2006 年 10 月由 FDA 批准上市的一种二肽基肽酶 Ⅳ（DPP-Ⅳ）抑制剂。它主要通过与 DPP-Ⅳ活性部位的 205 位和 206 位谷氨酸形成盐桥，从而抑制 DPP-Ⅳ的活性，进而保护内源性 GLP-1 免受 DPP-Ⅳ的迅速降解，使血清 GLP-1 水平升高，导致葡萄糖刺激的胰岛素分泌增加，最终产生降血糖作用。研究发现，磷酸西格列汀的作用完全依赖于内源性 GLP-1 的分泌，故不适用于 GLP-1 分泌有障碍的患者。

（二）胰岛素增敏剂

胰岛素抵抗和胰岛 B 细胞功能缺陷是引起 2 型糖尿病的主要病理生理机制，因而胰岛素增敏剂作为一类新型糖尿病治疗药，对糖尿病的治疗具有重要意义。

1．噻唑烷二酮类化合物

噻唑烷二酮类化合物（thiazolidinediones，TZD）为一类具有 2，4-二酮噻唑烷结构的化合物，包括罗格列酮、吡格列酮、曲格列酮、环格列酮、恩格列酮等。此类药物能改善胰岛 B 细胞功能，显著改善胰岛素抵抗及相关代谢紊乱，对 2 型糖尿病及其心血管并发症均有明显疗效。

TZD改善胰岛素抵抗及降糖的机制与竞争性激活PPARγ、调节胰岛素反应性基因的转录有关。PPARγ激活后通过下列途径改善胰岛素抵抗：①活化的PPARγ与几种核蛋白形成杂化二聚体复合物，导致脂肪细胞分化产生大量小脂肪细胞，增加了脂肪细胞总量，提高和改善胰岛素的敏感性。同时使脂肪组织上胰岛素介导的葡萄糖转运蛋白4（GLUT-4）的表达增加。②增强胰岛素信号传递。研究发现，PPARγ可阻止或逆转高血糖对蛋白质酪氨酸激酶的毒性作用，促进IRS-1/2的磷酸化。罗格列酮尚可增加胰岛素受体数量。③降低游离脂肪酸的含量，抑制IL-6和肿瘤坏死因子-α（TNF-α）的表达。因为TNF-α通过干扰胰岛素受体酪氨酸磷酸化和增加对抗丝氨酸磷酸化的作用，能引起对体内、外胰岛素的抵抗。④升高脂肪细胞因子脂连蛋白水平，改善胰岛B细胞功能，增加胰岛素敏感性，缓解动脉粥样硬化。⑤增加外周组织GLUT-1及GLUT-4等的转录和蛋白合成，增加基础葡萄糖的摄取和转运。⑥抑制血管内皮（细胞）生长因子（VEGF）介导的血管增生反应，降低血管并发症的发生。

本类药物主要用于治疗胰岛素抵抗和2型糖尿病。该类药物具有良好的安全性和耐受性，低血糖发生率低。值得注意的是，该类药物中的曲格列酮对极少数高敏人群具有明显的肝毒性，可引起肝衰竭甚至死亡，目前已被FDA限制使用。

2．脂肪酸代谢干扰剂

目前认为脂肪酸是引起胰岛素抵抗最主要的非激素类物质之一。游离脂肪酸一方面可造成葡萄糖氧化减弱及糖异生增加，另一方面可通过葡萄糖—脂肪酸循环抑制外周组织对葡萄糖的利用，促使糖尿病患者血糖升高，胰岛素抵抗进一步加剧。为此，研制开发了多种抑制脂肪酸氧化代谢的药物。其代表药如依托莫司，通过抑制肉碱脂酰转移酶I而明显减少2型糖尿病患者的脂肪酸氧化，增加葡萄糖的利用，降低血糖，并有一定程度的降血脂和抗酮血症作用，对1型糖尿病和2型糖尿病均有疗效。

（三）双胍类

双胍类药物二甲双胍（迪化唐锭）对于单纯饮食控制不满意的2型糖尿病患者，尤其是肥胖者，不但具有降血糖作用，同时可以减轻体重。对某些磺酰脲类无效的病例有效。二甲双胍单独应用或与磺酰脲类联合应用可增加患者对胰岛素的敏感性且不增加体重，显著降低糖尿病相关血管并发症的危险，是确诊2型糖尿病患者，尤其是肥胖及单用饮食控制无效患者的首选药物。近年来又在治疗2型糖尿病超重患者方面受到推崇。二甲双胍能明显降低糖尿病患者的空腹血糖，对正常人血糖无明显影响。目前认为二甲双胍不仅具有降低血糖的作用，同时还具有延缓胰岛素抵抗向糖尿病转换、降低糖尿病血管并发症的作用。二甲双胍降低血糖的机制有：①促进脂肪组织摄取葡萄糖，降低葡萄糖在肠道的吸收；②抑制肝糖原异生及胰高血糖素释放等。

（四）α-葡萄糖苷酶抑制剂

食物中的碳水化合物成分主要为淀粉，在唾液淀粉酶、胰淀粉酶作用下生成寡糖，寡糖在α-葡萄糖苷酶作用下生成单糖后才被小肠吸收。α-葡萄糖苷酶抑制剂是通过与α-葡萄糖苷酶相互竞争，从而抑制寡糖分解为单糖，减少小肠中糊精、淀粉和双糖的吸收，控制餐后血糖的升高，使血糖平稳且缓慢地维持在一定水平。

阿卡波糖于1996年上市。对易发生夜间低血糖患者更为有益，特别适用于老年糖尿病患者。

阿卡波糖与磺酰脲类或双胍类降糖药物合用，可增强疗效，作用持久稳定，可适当减少其用量。

米格列醇于 1998 年上市。其结构与葡萄糖类似，对小肠上段 α-葡萄糖苷酶有强效抑制作用，减少碳水化合物在该肠段大量分解为葡萄糖，延缓碳水化合物的分解过程，从而避免进餐后血糖骤然升高。主要用于出现餐后高血糖的 2 型糖尿病患者，还可辅助治疗 1 型糖尿病和某些继发糖尿病患者。

伏格列波糖的作用机制是竞争性抑制小肠黏膜异麦芽糖酶、糖苷酶、麦芽糖酶等，减少双糖向单糖分解，减少D-葡萄糖形成，从而降低血糖，尤其是餐后高血糖。此外，还可预防糖尿病并发症的发生和发展。主要用于 2 型糖尿病患者。不良反应主要为排气和腹胀。伴有严重酮体症、糖尿病昏迷或昏迷前的患者、严重感染的患者、手术前后的患者或严重创伤的患者以及对本品有过敏史的患者禁用。

（五）胰淀粉样多肽类似物

乙酸普兰林肽是胰淀粉样多肽（胰淀素、淀粉不溶素）的一种合成类似物，与内源性胰淀粉样多肽有着相同的生物学功能，也是迄今为止继胰岛素之后第二个获准用于治疗 1 型糖尿病的药物。研究证实，普兰林肽可以延缓葡萄糖的吸收，抑制胰高血糖素的分泌，减少肝糖生成和释放，因而具有降低糖尿病患者体内血糖波动频率和波动幅度，改善总体血糖控制的作用。主要用于 1 型糖尿病和 2 型糖尿病患者胰岛素治疗的辅助治疗，但不能替代胰岛素。使用普兰林肽时应增加监测血糖的次数，降低餐时胰岛素给药剂量，以防止发生低血糖的危险。同时，普兰林肽和胰岛素合用时，两者不可放置在同一注射器或在同一注射部位给药。普兰林肽不可用于胰岛素治疗依从性差、自我监测血糖依从性差的患者。

（六）醛糖还原酶抑制剂

醛糖还原酶是聚醇代谢通路中的关键限速酶，其活性升高导致多种糖尿病并发症的发生。大量实验研究表明，醛糖还原酶抑制剂可有效改善机体聚醇代谢通路异常，从而达到预防和延缓糖尿病并发症的目的。代表药有依帕司他等。该药可以有效预防并改善糖尿病引起的末梢神经障碍、振动感觉异常等症状。

第三节　治疗糖尿病药物的研发史和研究进展

一、胰岛素及口服降血糖药物研发史

在治疗糖尿病的药物研发中，最具有里程碑意义的药物开发是胰岛素和二甲双胍。胰岛素的发现打破了糖尿病无药可治的先河，而二甲双胍的开发研究则不仅体现了药物研发的曲折与艰辛，更带给人们一种启示：规范的临床研究是推动基础研究和药物开发的动力和方向。

（一）胰岛素的研究

胰岛素的发现归功于加拿大多伦多骨外科医生 Frederick G.Banting 和当时多伦多大学博士研究生 C.H Best。1922 年，Banting 和 Best 将这一研究成果发表在 Canadian Medical Association Journal。胰岛素的成功分离是一个典型的系统研究过程。Banting 对糖尿病领域的关注始于他少年时期的痛

苦记忆：他的少年伙伴因为患有糖尿病而过早离世。1912 年，Banting 进入加拿大多伦多大学医学院，在那里他对外科产生了浓厚的兴趣，并最终成为了一名骨外科医生。在医院，他发现很多因为皮肤和骨骼疾病需要治疗的儿童表现为持续的饥饿感，然后出现昏迷，几天后死亡。这些儿童均被证明患有糖尿病。这一现象再次激发了 Banting 研究糖尿病的想法。尽管他非常热爱他的外科医生职业，但他意识到在临床上有太多的问题没有解决，而这些问题需要进行有意义的基础研究才可以实现。一个偶然的机会，Banting 得知多伦多大学空缺了一个生理学教授的位置。他申请并获得了批准。他开始投入大量的时间阅读文献，进行试验。在当时，尽管人们并不清楚糖尿病的确切机制，但是已经知道胰腺在其中起关键作用。一些关于胰腺的观察资料和实验技术引起了 Banting 的注意：1869 年，德国医学生 P.Langerhans 提出胰腺含有两种性质截然不同的细胞，一种是分泌消化酶的腺泡细胞，另一种是具有第二功能的群集于胰岛的细胞（Langerhans 胰岛细胞）；随后 E.Laguesse 提出胰岛可以分泌某种物质，可能与消化相关；1889 年，0.Minkowski 和 J.V.Mering 发现当把狗的胰脏移除后，其尿液中存在糖分，从而首次将胰脏与糖尿病联系在一起；1895 年，W.Osier 预言在不久的将来人们将会从 Langerhans 胰岛细胞提取这种激素并用于糖尿病的治疗。然而众多生理学家的努力均以失败告终。Banting 认为胰岛组织分泌胰岛素，但是该激素在提取前或提取过程中被蛋白酶水解消化而破坏，这一过程是导致实验失败的主要原因。就在 Banting 的实验陷入了困境的时候，一篇由明尼苏达大学病理系 M.Bamm 教授撰写的文章引起了他的注意。在这篇文章里，Barron 教授发现当胆结石堵塞了从胰腺通往小肠的通道时，会引起胰腺分泌的消化酶减少。动物实验研究显示，当结扎胰管时会产生同样的效果并导致胰腺萎缩。Banting 决定采用这一方法进行尝试，并请求著名生理学家、加拿大多伦多大学 J.J.R.Macleod 教授给予支持。在经过两次拒绝之后，Macleod 最终同意 Banting 在实验室工作，并让其博士研究生 C.H.Best 协助其工作。他们于 1921 年成功提取出胰岛素，并给临床患者使用，获得了巨大成功。

胰岛素的发现和成功分离推动了这一领域的快速发展。1926年，科学家首次从动物胰脏中提取到胰岛素结晶。1955年，英国生物化学家 F.Sanger 将胰岛素的氨基酸序列完整地测序出来，同时证明蛋白质具有明确结构，并因此获得了 1955 年的诺贝尔化学奖。1965 年，我国科学家首次人工合成结晶牛胰岛素。

（二）双胍类药物的研究

二甲双胍是山羊豆中提取的有效成分。山羊豆又名法国紫丁香，原产于欧洲南部和西南亚，富含胍类化合物。“胍”是一种含三个氮原子、碱性极强的小分子化合物，是蛋白质代谢的产物。人们在临床实践中发现，切除甲状旁腺会产生降血糖的作用，而甲状旁腺又具有调节胍类代谢的作用，甲状旁腺切除后胍水平升高。由此，人们意识到胍类可能具有降血糖的作用。1918 年，科学家从山羊豆中提取出了胍类物质，然而因其肝脏毒性太大无法在临床上应用。随后科学家将目标转向了胍类化合物的类似物——山羊豆碱的开发研究，并先后合成了许多的胍类衍生物，包括苯乙双胍、丁双胍和二甲双胍等。其中二甲双胍是在 1922 年由爱尔兰科学家 E.Werner 和 J.Bell 首次成功合成的。这期间又恰逢 1921 年胰岛素横空出世，人们误以为糖尿病的问题已经完全解决，胍类物质的应用和研究逐渐减少。因此，这些物质并没有物尽其用。

随后几年，人们在对胰岛素的不断研究中发现，胰岛素治疗仍然存在很多问题，如容易产生严重低血糖、导致体重增加、使用不方便等。在第二次世界大战期间，化学家 M.Janbon 和他的同事在实验中意外发现一些磺胺类药物可以引起实验动物产生低血糖。这一研究现象于 1942 年发表，随后展开了一系列的研究，最终使磺酰脲类成为第一个被广泛使用且使用时间最长的口服降糖药。这一研究开创了磺酰脲类口服降糖药的先河，也重新激发了人们在更大范围内研究糖尿病治疗药物的热潮。

1957 年，法国糖尿病学家 J.Sterne 医生被认为是发现二甲双胍作用的关键人物。他对一系列双胍类化合物的降糖作用进行了严格而系统的临床研究，结果表明，在所有被检测的化合物中，二甲双胍能在强降糖效果和低毒性反应这两方面同时达到最佳的平衡，并给二甲双胍取名为“glucophage”（葡萄糖吞噬者，中文商品名“格华止”）。同年，双胍类药物二甲双胍（迪化唐锭）和苯乙双胍（苯乙福明）进入临床，唤起了人们对丁胍类化合物的重新认识和利用。1961 年，P.Rambert 等的研究发现血糖控制不佳的 2 型糖尿病患者接受二甲双胍治疗后，血糖可以显著降低，而血糖控制良好者和健康人服用二甲双胍后血糖变化幅度很小。这一研究结果表明，二甲双胍控制血糖的机制是对抗高血糖而不导致低血糖，同时也验证了二甲双胍具有较好的安全性。至此，双胍类药物重新进入人们的视野。随后二甲双胍在法国上市，苯乙双胍在美国和北欧国家上市，丁双胍则在德国上市。虽然当时各项研究都表明二甲双胍有良好的降血糖作用，但由于其降低血糖的强度不如苯乙双胍，因而未引起人们的注意。临床医生更倾向于使用苯乙双胍而非二甲双胍，二甲双胍的应用几乎只限于法国。然而美国科学家逐渐发现苯乙双胍导致乳酸酸中毒的风险较高，而这种并发症死亡率较高。进一步的研究发现，苯乙双胍导致乳酸酸中毒的原因是苯乙双胍一方面抑制乳酸合成葡萄糖，另一方面又抑制乳酸氧化形成二氧化碳，最终导致乳酸的堆积。到 20 世纪 70 年代末，苯乙双胍几乎完全退出市场，而同属于双胍家族的二甲双胍也曾一度被建议退市，二甲双胍再次被冷落和误解。此时，人们没有注意到化学结构的微小变化却导致了药物作用的巨大反差。1995 年，《新英格兰医学杂志》刊登的一项研究发现，尽管在应用了二甲双胍之后体内乳酸变成葡萄糖的数量明显减少，意想不到的是乳酸的氧化却增加了，并使乳酸转变成二氧化碳离开体内，因此就不会造成严重的乳酸酸中毒。这一发现使得二甲双胍的命运峰回路转，再次回到人们的视野中。

二甲双胍最终成为 2 型糖尿病治疗的一线药物是源于一项医学史上耗时最长的临床研究，即英国前瞻性糖尿病研究。这项研究从 1977 年开始到 1997 年结束，之后又随访了 10 年，总共历时 30 年。该研究是糖尿病治疗领域发展史上一个划时代的里程碑，对糖尿病的防治规范和指南的制定具有极大的影响。这项研究首次证明二甲双胍强化治疗在降低血糖的同时还具有心血管保护作用，这一效果在超重患者中尤为明显。该研究还首次肯定了二甲双胍在降低血糖的同时可以降低糖尿病大血管并发症的发生率和死亡率。不仅如此，研究结果还发现，大多数糖尿病患者在口服抗糖尿病药单药治疗几年后，已控制的血糖会逐渐恶化。而当单药治疗无法继续控制血糖达到目标水平时，加用第二种口服抗糖尿病药可以提高降血糖效应并减少药物的耐受效应。2000 年，二甲双胍缓释片（格华止）在美国批准上市，随后一些双胍类药物与其他药物的复合制剂也应运而生。2005 年，国际糖尿病联盟颁布指南，明确了二甲双胍是 2 型糖尿病药物治疗的基石。2006 年，美国糖尿病协会和欧洲糖尿病研究协会共同发布了 2 型糖尿病的治疗新共识：新确诊的 2 型糖尿病患者应当在采取生活方式干预的同时应用二甲双胍，此制剂是贯穿治疗全程的一线用药。这一共识一直延续至今，如 2012 年版《美国糖尿病协会指南》中推荐：所有 2 型糖尿病患者一旦诊断明确，则应开始接受生活方式干预并加用二甲双胍，作为糖尿病治疗的一线药物。我国 2010 年版《中国人 2 型糖尿病防治指南》指出“如果单纯生活方式不能使血糖控制达标，应该开始药物治疗。2 型糖尿病药物治疗的首选是二甲双胍”。时至今日，在几代科学家的不懈坚持下，几经沉浮的二甲双胍终于走到了抗糖尿病药物的最前线。据估计，目前全世界有 1.2 亿人在使用二甲双胍。

此外，除了治疗糖尿病之外，近年研究发现二甲双胍在临床中还可常规治疗多囊卵巢综合征、肿瘤、非酒精性脂肪肝、致盲疾病葡萄膜炎等。二甲双胍对帕金森病亦具有潜在的作用，并且还有减肥的功效。

二、口服降血糖药物研究进展

2 型糖尿病的发生是遗传和环境因素共同作用的结果。以往人们认为 2 型糖尿病发病前主要表现为肌肉和肝组织胰岛素抵抗，促使胰岛分泌更多的胰岛素以满足机体的需要。胰岛超负荷的工作最终使得胰岛功能受损，胰岛素分泌绝对不足。因此，对于降血糖药物的研究也集中在控制血糖和改善胰岛素敏感性上。然而针对这一治疗目标开发的治疗糖尿病的药物在治疗中往往出现继发性失效或不可避免的副作用问题。这一现象促使人们不断探索新靶点、研发新的有效药物。随着对疾病认识的不断深入，发现糖尿病患者在出现糖耐量受损的早期阶段，不仅表现为肌肉和肝组织的胰岛素抵抗、脂肪细胞分解加强，而且表现为 80%以上的胰岛 B 细胞功能的损失。进一步研究发现，在胰岛素抵抗早期胃肠道内分泌细胞分泌肠降血糖素的功能下降，胰岛 A 细胞分泌胰高血糖素升高，肾脏的糖重吸收能力过度增强。这些研究结果表明，糖尿病的治疗目标应该是多个指标的同时改善和缓解，而不仅仅是血糖水平的降低；应该是保护胰岛细胞而不是强行增加其分泌胰岛素的能力。因此，目前治疗糖尿病药物开发的理念也发生了巨大变化。

（一）新靶点药物研发

1. GPR119 激动剂

GPR119 是 G 蛋白耦联受体家族成员，主要表达于胰腺、小肠、结肠和脂肪组织，激活该受体可以促进肠上皮细胞分泌 GLP-1，改善胰岛细胞功能，刺激高血糖依赖的胰岛素分泌。已进入临床研究阶段的 GPR119 激动剂有 GSK-1202263、APD-597、PSN-821 和 MBX-2982。

2. 葡萄糖激酶激活剂

葡萄糖激酶（glucose kinase，GK）是糖酵解反应的限速酶之一，能够催化 ATP 依赖的葡萄糖磷酸化，主要存在于肝细胞和胰岛 B 细胞中。激活 GK 可以促进肝脏葡萄糖代谢和胰岛 B 细胞胰岛素分泌，有效控制体内的血糖平衡。目前一些大的医药公司都在进行此类药物的研发。最近有研究者提出选择性肝脏 GK 激活剂可能是更为理想的药物靶点。但具有刺激胰岛素分泌功能的 GK 激活剂是否会加重胰岛细胞损伤需要进一步证实。

3. SGLT-2 抑制剂

钠-葡萄糖共转运蛋白 2（sodium glucose cotransporter-2，SGLT-2）是分布在肾脏近曲小管上皮细胞上的糖转运蛋白，负责肾脏中 90%葡萄糖的重吸收。抑制 SGLT-2 可以促进糖尿病患者尿糖的排出，因此，SGLT-2 抑制剂被认为是一种新型的抗糖尿病药物。

目前，SGLT-2 抑制剂大多是通过对天然产物根皮苷进行结构改造获得，C-芳基糖苷类抑制剂在生物利用度和代谢稳定性等方面具有明显的优势，如 Dapagliflozin 目前已完成临床Ⅲ期试验，2011 年 3 月美国 FDA 已经接受了其新药申请。而另一类结构改造的如 O-芳基糖苷类 SGLT 抑制剂：T-1095、sergliflozin 和 remoglifozin 等，这些化合物由于具有较好的体外抑制活性和促进尿糖排出的作用而进入了临床研究，但是由于代谢稳定性和选择性的问题而终止开发。

4. 胰岛素信号通路的激动剂

2 型糖尿病存在胰岛素抵抗，其重要原因是受胰岛素调控的胰岛素信号通路失活。针对胰岛素信号通路的关键调控因子，可以开发抗糖尿病新药。抑制 IRS-1 的丝氨酸磷酸化和酪氨酸的去磷酸化以及上调胰岛素介导的 PI3K/PIP3/PDK/AKT-HSP90/eNOS/NO 信号通路，理论上是缓解胰岛素抵抗诱发的心血管疾病较为理想的药物作用靶点。然而，PI3K、PDK1 和 AKT/PKB 被认为具有致癌作用。脂质磷酸酶 PTEN 是由公认的抑癌基因所编码，因此试图开发 PI3K、PDK1 和 AKT/PKB 激动剂和 PTEN 抑制剂已不现实。脂质磷酸酶 SHIP 家族有两个基因产物 SHIP1 和 SHIP2。SHIP1 主要分布在造血细胞，具有调节 IgG 的功能；SHIP2 也具有抑制 PIP3 下降的作用，但是 SHIP2 主要在骨骼肌调节糖脂代谢，对血管和心脏的作用较弱。

由脂代谢产物激活的丝氨酸激酶 PKC、IKKβ、JNK、P70S6K 和 mTORC1 催化 IRS-1 的丝氨酸磷酸化从而诱发胰岛素抵抗。但是 Rapamycin（抑制 mTORC1）是常用的免疫抑制剂，而 IKKβ 和 JNK 是转录因子 Jun、ATF2 和 NF-κB 的调控子，这些转录因子可以调节机体多种生物学功能。因此，抑制这些蛋白激酶是否可以成为治疗糖尿病的安全药物还有待探讨。目前，对此类药物的开发主要集中在开发蛋白质酪氨酸磷酸酶 1B（protein tyrosine phosphatase 1B，PTP1B）抑制，如 A364504、NNC-52-1246 和 NNC-52-0956、1，2，5-thiadiazolidin-3-one1，1-dioxide 衍生物等药物正在研究中。

（二）多靶点药物研发

1. 联合用药资料

两种或两种以上的药物可以通过作用于不同靶点协同发挥降低血糖的作用，增加疗效并减小不良反应。如胰岛素增敏剂二甲双胍和促进胰岛素分泌剂格列苯脲配伍使用可以用于单用二甲双胍没有达到理想血糖控制效果的患者。复方片剂 Janumet 为西格列汀与二甲双胍复方制剂，此药于 2007 年被 FDA 批准上市，规格为每片含西格列汀/二甲双胍 50mg/1000mg，用于治疗 2 型糖尿病。这种药物可以解决 2 型糖尿病患者的三个关键病症，即胰岛素缺乏、胰岛素抵抗和葡萄糖利用障碍，从而降低患者的血糖水平。

2. PPARα/β/γ

双激动剂或三激动剂 PPARγ 激动剂可以增加胰岛素敏感性，但具有促进脂肪分化、增加体重、水钠潴留等不良反应。激动 PPARα 可以促进脂肪分解，其激动剂贝特类在临床上作为调节血脂药物使用。设计 PPARα/γ 双激动剂在改善胰岛素抵抗和血脂异常的同时，能够明显减轻单纯 PPARγ 激动剂增加体重的不良反应，同时可预防糖尿病心血管并发症的发生。尽管临床前和临床试验研究显示其具有较好的降低血糖的作用，临床试验显示其仍具有较大的毒副作用。目前已经撤出临床试验。

3．DPP-Ⅳ抑制剂和GPR119激活剂双靶点药物

DPP-Ⅳ在体内分布广泛，是体内 GLP-1 分泌后迅速失活的关键降解酶。磷酸西格列汀可以抑制该酶活性，大大延长了GLP-1的半衰期，并维持其抗糖尿病作用。GPR119是G蛋白耦联受体家族成员，主要表达于胰腺、小肠、结肠和脂肪组织，激活该受体可以促进肠上皮细胞分泌 GLP-1，刺激高血糖依赖的胰岛素分泌。目前针对这两个靶点的药物正处于临床前研究阶段。

第四节　常用的糖尿病动物模型和实验方法

在糖尿病发病机制、病理生理过程的研究以及降糖药物研发的过程中，不同类型的糖尿病动物模型得到了广泛的应用。针对不同的研究目的选择合适的动物模型对于糖尿病的研究具有重要的推动作用。目前，常用的糖尿病动物模型主要包括以下几类：①实验性糖尿病模型；②自发性糖尿病模型；③转基因动物。

一、实验性糖尿病模型

实验性糖尿病是通过外源性给予物理、化学、生物等干预来破坏动物的胰腺或胰岛B细胞，从而影响正常的胰岛素分泌，最终诱导出糖尿病。

（一）胰腺切除法

全部或部分切除胰腺时，实验动物会由于胰岛B细胞的缺失而引起胰岛素缺乏性糖尿病。为降低死亡率并保存胰腺的其他内分泌功能，一般主张切除胰腺的75%～90%。此实验的常用动物为狗和大鼠。

（二）四氧嘧啶糖尿病

四氧嘧啶可产生细胞毒性的自由基，选择性地损伤多种动物的胰岛B细胞，引起四氧嘧啶糖尿病。因四氧嘧啶引起的高血糖反应和酮症比较强烈，故大剂量时易引起死亡。另外，由于四氧嘧啶还会造成肝、肾组织的中毒性损害以及部分动物模型可产生自发性缓解，目前很少单独使用。豚鼠因具有抗药性而不作为建立此模型的实验动物。

（三）链脲佐菌素糖尿病

链脲佐菌素是无色链霉菌属的发酵产物，亦能选择性地损伤B细胞，引起链脲佐菌素糖尿病。链脲佐菌素是目前使用最广泛的实验性糖尿病化学诱导剂。它除了单独使用时诱导出1型糖尿病模型以外，还可以与特殊饮食一起诱导出稳定的2型糖尿病模型。与四氧嘧啶糖尿病不同，链脲佐菌素引起的糖尿病高血糖反应及酮症均比较缓和。常用实验动物有大鼠、小鼠、家兔和狗。

（四）特殊饮食诱导的糖尿病

给予正常动物高脂高糖饲料喂养一段时间，便可以出现肥胖、高脂血症、高胰岛素血症甚至胰岛素抵抗等类似于人类糖尿病发展过程的症状。目前常用的饲料配方是依据美国营养学会（American Institute of Nutrition，AIN）在1993年标准优化的啮齿类实验动物纯化饲料标准（AIN-93标准）制定产生的。AIN标准分为G型和M型。AIN-93G饲料用于动物生长发育、妊娠和哺乳期间，而AIN-93M饲料用于动物维持需要。AIN标准的设计使得研究者可以通过改变配方的组成来满足实验的需要，是目前最为理想的啮齿类实验动物饲料标准。应用 AIN-93G 和修饰的 AIN-93G 诱导糖尿病的方法因模拟了糖尿病的自然发展过程并且具有成本低、稳定性好等优点，目前应用较多。主要用于肥胖相关的 2 型糖尿病的发病机制、代谢等方面的研究。常用的实验动物有大鼠和小鼠。

（五）免疫性糖尿病

将抗胰岛素抗体注入实验动物体内，其会与动物血液循环中的胰岛素发生中和反应，导致胰岛素缺乏而引起一过性的糖尿病。一般可以持续数小时。此外，在不直接影响血中胰岛素水平的情况下，注射胰岛素受体拮抗剂或其他胰岛素信号通路中关键蛋白的抗体也可以阻碍胰岛素发挥作用，造成胰岛素抵抗的动物模型。

二、自发性糖尿病模型

由于基因突变、基因缺失等遗传背景上的缺陷或环境因素的影响，许多动物在自然状态下即可以发生高血糖、胰岛素抵抗等特征性的糖尿病病理生理改变。这种自发性糖尿病的动物模型在糖尿病的病因和发病机制及其并发症、抗糖尿病药物筛选和降糖药物作用机制研究等方面得到了非常广泛的应用，是较理想的糖尿病动物模型。常用的自发性糖尿病模型有如下几种。

（一）GK 大鼠

GK 大鼠是一种早期即发育为 2 型糖尿病的非肥胖大鼠模型，因最早由日本东北大学的 Goto 和 Kakizaki 培育出来而得名。该模型的主要特点是高血糖、肝和外周胰岛素抵抗、葡萄糖刺激的胰岛素分泌受损等。常用于糖尿病病理机制及并发症的研究。

（二）ZDF 大鼠

ZDF 大鼠是由于瘦蛋白受体基因突变而引起的肥胖型 2 型糖尿病模型。该模型的主要特点是肥胖伴高胰岛素血症、高脂血症和中度高血压。主要用于糖尿病代谢、并发症及抗糖尿病药物的研究。

（三）db/db 小鼠（C57BLKS/J）

db/db 小鼠是一种纯合的瘦蛋白受体基因自发突变的 2 型糖尿病模型。该模型的主要特点是肥胖、高血糖、高脂血症、肝硬化、胰腺萎缩和性腺萎缩等。通常存活不超过 10 个月。常用于肥胖相关的 2 型糖尿病分子机制的研究。

（四）ob/ob 小鼠（C57BL/6J）

ob/ob 小鼠是一种由于瘦蛋白基因自发突变而产生的纯合的糖尿病模型。该模型的主要特点是肥胖、高胰岛素血症、高脂血症和肝硬化等。与 db/db 小鼠相比，ob/ob 小鼠不出现明显的胰腺萎缩。常用于肥胖相关的 2 型糖尿病分子机制的研究。

（五）NZO 小鼠

NZO 小鼠是一种新西兰肥胖鼠近交产生的糖尿病模型。该模型的主要特点是肥胖和胰岛素抵抗，高血糖和葡萄糖耐量下降随着年龄增长而加重。常用于糖尿病并发症的研究。

（六）KK-Ay 小鼠

KK-Ay 小鼠是一种将黄色肥胖基因转至 KK 小鼠而得到的中度肥胖的 2 型糖尿病动物模型。出生不久即出现高血糖、高胰岛素、葡萄糖不耐受和脂质代谢紊乱等症状。

（七）Akita 小鼠

Akita 小鼠是一种杂合的胰岛素 2 基因（*Ins2*）自发突变的糖尿病模型小鼠。由于胰岛素原的加工障碍，该模型小鼠在出生 3～4 周即表现出高血糖、低胰岛素血症等糖尿病症状。雄鼠的糖尿病表型比雌鼠更为严重。主要用于糖尿病肾病的研究。

此外，还有一些自发性糖尿病的大鼠和小鼠模型也被用于 1 型糖尿病和 2 型糖尿病的研究，如 NSY 小鼠、NOD 小鼠、OLETF 大鼠、BB 大鼠和中国地鼠。

三、转基因和基因敲除糖尿病动物模型

近年来，随着转基因和基因敲除技术的迅速发展，越来越多针对不同疾病的转基因及基因敲除动物模型被构建出来。应用这两种技术构建的糖尿病动物模型也应运而生并显示出其独特的优越性。此类模型可以在基因水平上阐明糖尿病的分子机制和病理改变，为糖尿病的研究开辟了一条新的道路。

（一）MKR 转基因小鼠

MKR 小鼠是骨骼肌过表达失活 IGF-1 受体的 2 型糖尿病转基因动物模型。大量失活的 IGF-1 受体通过结合内源性的胰岛素受体来发挥其功能，最终引起明显的胰岛素抵抗。该模型是目前研究 2 型糖尿病较好的转基因动物模型。

（二）MC4R-KO 模型

应用基因敲除技术，将一种肥胖相关基因 MC4R 敲除后可以构建出 2 型糖尿病的 MC4R-KO 动物模型。该模型主要表现为肥胖、高胰岛素血症和高瘦蛋白血症等。常用于肥胖相关糖尿病能量代谢等方面的研究。

随着转基因技术和基因敲除技术的逐渐成熟，研究者们可以根据课题的需求有针对性地构建各种转基因或基因敲除的动物模型。例如，有的研究者在 2 型糖尿病胰岛素抵抗的研究中，就选用了肝脏葡萄糖激酶（GK）敲除小鼠、葡萄糖激酶/胰岛素受体底物 1（GK/IRS-1）双基因敲除小鼠和胰岛素受体底物 2 基因敲除小鼠［IRS-2（-/-)］等多种模型。

在糖尿病的研究过程中，糖耐量实验、胰岛素耐受性实验及葡萄糖钳夹技术等实验技术得到了广泛的应用。其中，常用的葡萄糖钳夹技术主要包括以下两种：①高胰岛素-正常血糖钳夹技术；②高葡萄糖变量钳夹技术。

高胰岛素-正常血糖钳夹技术通常被人们简称为正糖钳技术。该技术是先外源性给予过量胰岛素来抑制生理性胰岛素的分泌，再通过外源性给予葡萄糖使胰岛素和葡萄糖达到平衡。此时，外源性葡萄糖的输注率就等于外源性胰岛素介导的机体外周组织的葡萄糖利用率。故此技术可以用来评价外周组织对胰岛素的敏感性。

高葡萄糖变量钳夹技术通常被人们简称为高糖钳技术。该技术是通过外源性高浓度的葡萄糖灌注使血糖迅速升高并维持在较高水平。由于这种外源性高浓度的葡萄糖灌注会抑制内源性葡萄糖的产生，故此时的葡萄糖灌注量代表了外周组织对葡萄糖的利用率。因此，可以应用高糖钳技术来评价胰岛 B 细胞对葡萄糖的敏感性。

参考文献

[1] 高申，李宏建．临床药学实践教学指导[M]．北京：中国医药科技出版社，2016.
[2] 马维骐，卢先明．中药学综合知识与技能[M]．北京：中国医药科技出版社，2016.
[3] 陈信云，黄丽平．中药学[M]．北京：中国医药科技出版社，2017.
[4] 姚明辉．基础与临床药理学[M]．北京：人民卫生出版社，2015.
[5] 杨世杰．药理学[M]．北京：人民卫生出版社，2015.
[6] 李俊．临床药理学[M]．北京：人民卫生出版社，2013.
[7] 刘克辛．药理学[M]．北京：清华大学出版社，2012.
[8] 刘克辛．临床药理学[M]．北京：清华大学出版社，2012.
[9] 陈新谦，金有豫．新编药物学 [M]．北京：人民卫生出版社，2011.
[10] 李学军．多靶点药物研究及应用[M]．北京：人民卫生出版社，2011.
[11] 杨宝峰．药理学[M]．北京：人民卫生出版社，2013.
[12] 苏定冯，缪朝玉．心血管药理学[M]．北京：科学出版社，2010.
[13] 崔福德．药剂学[M]．北京：人民卫生出版社，2011.
[14] 李范珠，李永吉．中药药剂学[M]．北京：科学技术文献出版社，2012.
[15] 苏国琛．中药药剂学[M]．北京：中国医药科技出版社，2011.
[16] 刘建平．生物药剂学与药物动力学[M]．北京：人民卫生出版社，2011.
[17] 程刚．生物药剂学[M]．北京：中国医药科技出版社，2011.
[18] 朱家壁．现代生物药剂学[M]．北京：化学工业出版社，2011.
[19] 梁文波，杨静娴，杨静玉．临床肿瘤药理学[M]．北京：科学出版社，2014.
[20] 平其能．药剂学[M]．北京：人民卫生出版社，2013.
[21] 张金莲．中成药学[M]．北京：中国中医药出版社，2018.
[22] 张俊华，孙鑫．循证中医药学[M]．上海：上海科学技术出版社，2018.
[23] 段淑珍．实用临床中药学[M]．北京：科学技术文献出版社，2018.
[24] 于海平．药学概论[M]．北京：中国医药科技出版社，2019.
[25] 李焕德．临床药学[M]．北京：中国医药科技出版社，2019.
[26] 朱玉玲，李玉华．药学专业知识[M]．北京：中国医药科技出版社，2019.
[27] 周蓓．中医药学基础[M]．北京：中国医药科技出版社，2019.
[28] 郝国祥．药学专业知识[M]．北京：中国医药科技出版社，2019.
[29] 郭姣．中医药学概论[M]．北京：中国医药科技出版社，2019.
[30] 张继红，刘宇，张慧康．新编中药学精要[M]．北京：中国纺织出版社，2020.
[31] 王琰．现代中西药临床应用[M]．北京：科学技术文献出版社，2019.
[32] 张丽．药理学[M]．北京：中国纺织出版社，2019.
[33] 屠鹏飞．新编中国药材学[M]．北京：中国医药科技出版社，2020.
[34] 侯连兵．西药服用禁忌[M]．北京：人民军医出版社，2013.
[35] 周晔，张金莲．中医药学概要[M]．北京：中国医药科技出版社，2021.

参考文献

[illegible]